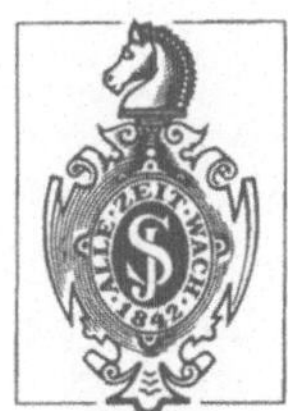

Wolfgang Müller-Osten

Der Chirurg heute

Eine persönliche Auseinandersetzung

Springer-Verlag Berlin Heidelberg New York Tokyo

Professor Dr. Wolfgang Müller-Osten
Mittelweg 61
2000 Hamburg 13

ISBN-13: 978-3-540-16012-0   e-ISBN-13: 978-3-642-70846-6
DOI: 10.1007/978-3-642-70846-6

2120/3130-543210

Dem Andenken an meine Frau

Einleitung

Der Mensch, geschaffen zur Selbstbehauptung, geformt im permanenten Widerstand gegen die Kräfte der Natur, gezwungen, sich im täglichen Kampf gegen den Mangel zu bewähren, hat innerhalb kürzester Zeit eine Schwelle erreicht und zum Teil überschritten, hinter der er befähigt ist, auf vielen Gebieten noch vor Jahrzehnten Undenkbares zu vollbringen. Der stürmische Drang zu immer größerer technischer Vollkommenheit hat ihn jedoch seiner geistig-moralischen Fundamente zu berauben begonnen. Dem wissenschaftlich-praktischen Fortschritt fehlte längere Zeit hindurch das kulturelle Äquivalent. „Fährt das Geisterschiff des wissenschaftlichen und technischen Fortschritts nicht mit leerer Kommandobrücke?", fragt der Theologe HELMUT THIELICKE.

Auch die immer imponierenderen chirurgischen Großtaten erfolgten vielfach in einer Umwelt, die mit dem wissenschaftlichen Wachstum nicht Schritt halten konnte. Nicht PROMETHEUS war die Symbolgestalt dieser Zeit, sondern SISYPHOS (ZAHRNT).

Auch wenn es vielen verfrüht oder gar verfehlt erscheinen mag, schon jetzt von einem beginnenden Wandel, einer — freilich noch sehr zaghaften — Wiedererlangung der geistigen Basis zu sprechen, von einer langsamen Wiederbelebung der Grundwerte und Neuentdeckung moralischer Normen, so sind doch in aller Welt erste Zeichen vorhanden, daß einst verpönte Tugenden wieder an Wert gewinnen und auch die Medizin und speziell die Chirurgie zu ihren Urkräften zurückzufinden beginnen. Das jedoch kann nicht von allein und nicht ohne den vollen Einsatz der Besten gelingen.

Dabei ist es anspornend und belebend, daß ein guter Teil dieses neuen Impetus, der verloren gegangen schien, gerade von Teilen der Jugend ausgeht. Dem Protest einer durch hohle Formeln verführten Jugend und dem fehlenden Widerstand einer durch Krieg und Wiederaufbau erschöpften älteren Generation war der Niedergang der Universität und mit ihr wesentlicher Elemente unserer kulturellen Existenz zuzuschreiben. Daß nun auch die ersten Anzeichen einer Renaissance von der Jugend auszugehen scheinen, ist um so ermutigender. Sie bedarf nun aber kraftvoller Unterstützung und darf nicht wegen mangelnder Mitwirkung der älteren Generation wieder erlahmen.

Nur so kann bei manchem Jungen aus Angst und Wehleidigkeit wieder Einsatzbereitschaft und Lebensmut werden. Nur dann kann statt eines Feilbietens ohne Gegenwert wieder Streben um des Erfolges willen entstehen. Was einem in den Schoß fällt, ist nicht der Mühe wert. Wer sich in der Vermassung behauptet, wird wieder stolz sein auf seine Leistung — ein harter, sehr harter Weg für alle, für Junge, die eine neue Lebenseinstellung brauchen, und für Alte, die ihnen mit Güte und Strenge dabei helfen müssen. Aber für alle ein Hoffnungsschimmer in einer kritischen Zeit.

Nach über 50 Jahren chirurgischer Arbeit, nach mehr als 30 Jahren zusätzlicher Beschäftigung mit der Berufswelt des Chirurgen und 15 Jahre, nachdem ich meine Sorgen um die Entwicklung des Berufes des Chirurgen im damaligen Zeitraum in einem Buch „Der Beruf des Chirurgen" zusammengefaßt hatte, möchte ich einen Blick auf den gegenwärtigen Stand werfen, wohl wissend, daß er wieder nur ganz subjektiv, ganz unvollständig und nur eine Momentaufnahme sein kann.

Der kritische Augenblick des nach meiner Überzeugung vorsichtig einsetzenden Umschwungs in eine — trotz aller wirtschaftlichen Schwierigkeiten — neue geistige Zukunft des chirurgischen Berufes scheint mir dafür angemessen zu sein.

Animiert dazu, meine Erkenntnisse, Erfahrungen und Zukunftsperspektiven niederzuschreiben, wurde ich von zahlreichen, zum Teil langjährigen Weggefährten. Dank schulde ich Herrn Dr. THOMAS THIEKÖTTER für seine kritischen Anregungen und besonders Herrn Dr. Drs. h.c. HEINZ GÖTZE für die Herstellung dieses Buches.

WOLFGANG MÜLLER-OSTEN

VIII

Inhaltsverzeichnis

X

Mein erster chirurgischer Lehrer, Prof. OTTO NORDMANN, sagte in
seiner Präsidentenrede bei Eröffnung des Chirurgen-Kongresses 1939 in
Berlin:

„Der Wert einer guten Schule beruht meines Erachtens nicht darauf,
daß man von seinem Lehrer medizinische Technizismen routinehaft
erlernt und an diesen zuweilen gar mit einer gewissen Überheblichkeit
sein Leben lang festhält, daß man sich Laboratoriumsuntersuchungen
und andere Hilfswissenschaften aneignet, sondern hauptsächlich darin,
daß man die seelische Einwirkung auf den Kranken und den gesamten
Dienst am Krankenbett in sich aufnimmt. Das alles kann man nie aus
Büchern erlernen, sondern nur vom lebendigen Beispiel. In der Heilkunde sind letzten Endes Begabung, Intuition, auf biologischen Kenntnissen beruhendes Wissen und schließlich ganz besonders die gesamte
Persönlichkeit des Arztes die wichtigsten Vorbedingungen einer segens-
reichen Arbeit".

Die Weiterbildung zum Chirurgen

EIN BLICK ZURÜCK

Der junge Mediziner ist nach seinem Staatsexamen zwar *berechtigt*, die Heilkunde selbständig auszuüben, aber nur selten dazu *befähigt*. Dafür fehlt ihm in aller Regel zu viel an Wissen und Können.

Die kassenärztlichen Selbsthilfemaßnahmen (18 Monate zusätzliche Ausbildung ab 1. August 1984) treffen nur angehende Kassenärzte. Der ab 1987 geplanten Zwischenstation „Arzt im Praktikum" (AiP) mangelt es an Systematik. Sie kann in einer Klinik, einem Krankenhaus, einem Gesundheitsamt, bei der Bundeswehr, im betriebsärztlichen Dienst oder bei einem niedergelassenen Arzt in einer groben Einteilung von 1 Jahr Innere Medizin, 1/2 Jahr operative Medizin und einem wahlfreien halben Jahr abgeleistet werden. Den voraussichtlich 24 000 Bewerbern fehlen — auch bei Teilung oder sogar Drittelung vorhandener Stellen — für diese schwierige Aufgabe vielfach wirklich geeignete Arbeitsplätze, von deren Qualität allein der Wert der zusätzlichen Ausbildung abhängt. Bis zu einer grundlegenden Neuordnung des „Weges zum Arzt", die nicht einmal in Ansätzen in Sicht ist, kann auch diese Regelung nur Flickwerk sein.

So stehen viele junge Mediziner hilflos einer Aufgabe gegenüber, auf die sie nicht sinnvoll vorbereitet und der sie deshalb nicht gewachsen sind und sein können. Daran sind sie nur zum kleinen Teil selbst schuld. Den weitaus größten Teil dieser Schuld tragen Faktoren, auf die sie keinen Einfluß haben. Das Ergebnis ist vielfach Resignation, Gleichgültigkeit, Unlust.

Um ihnen aus diesem Tief herauszuhelfen, das nicht nur sie belastet, sondern mit ihnen alle ihre zukünftigen Patienten, bedarf es zunächst einer mutigen Analyse, die auch unbequeme Tatsachen ausspricht. Aber ohne eine exakte Diagnose ist keine erfolgversprechende Therapie möglich.

Je deutlicher sich jetzt das Bestreben von Teilen der jungen Generation abzeichnet, *gefordert statt nur gefördert zu werden*, um so genauer müssen die Fehler der Vergangenheit erkannt und abgestellt werden, unter denen viele Jahrgänge schon leiden mußten und weitere bedauerlicherweise noch leiden werden. Das setzt eine umfangreiche Arbeit voraus, der wir uns zu unterziehen versuchten, von der wir hier jedoch nur eine *Auswahl* schlaglichtartig aufzeigen können.

Wer Grundlegendes in Kürze darstellen will, muß pointieren und sich der Gefahr aussetzen, zu scharf zu zeichnen. Deshalb sei von vornherein festgestellt, daß eine Verallgemeinerung in keinem Fall beabsichtigt ist und daß sich auch in manchem Schlechten Gutes entwickeln kann.

Die Schule

Unter einer Reformsucht ohnegleichen hat die Schule vielfach ihre Aufgabe vergessen, junge Menschen auf das Leben vorzubereiten, d.h. sie in fürsorglicher Strenge zu erziehen. Statt klarer und verständlicher didaktischer Richtlinien, statt die Schüler Denken und Lernen zu lehren, statt mit ihnen die Grundgesetze der Logik zu erarbeiten, statt systematischer Vermittlung eines exakt definierten Unterrichtsstoffes erfolgte vielfach eine gezielte Abwendung vom Faktenunterricht und eine Hinwendung zum Wortgeklingel. Die Lehrer sollten — so hieß es — „Sequentialität", „semiotische Makrostrukturen" und viele ähnliche Absurditäten berücksichtigen, von einem strengen Lehrplan war weniger die Rede. Ein Deutschlehrer legte das in einem Offenen Brief an seinen Kultusminister unter der Überschrift „Retten Sie den Deutschunterricht" sehr deutlich klar: „Schüler, die jahraus, jahrein in ... Deutsch etc. an den Themen ‚Umweltverschmutzung', ‚Rassenverfolgung', ‚Dritte Welt', ‚Außenseiter der Gesellschaft' wie an einer Schuhsohle herumkauen müssen, sie lernen nichts". Beispiele dieser Art gibt es in Fülle. Allein der Streit um den Geschichtsunterricht in Hessen und die erfrischend klaren, aber im wesentlichen unberücksichtigt gebliebenen Urteile des Hessischen Staatsgerichtshofs sprechen ihre eigene Sprache.

Die jungen Menschen sind unschuldig daran, daß sie nur wenig Grundlagenkenntnisse erwerben konnten, daß ihnen zu wenig substantielles Wissen vermittelt wurde. Aber sie sind die Leidtragenden. Dabei sind die

Begabten häufig die schlechtesten Schüler, weil diese Art von Unterricht ihnen keine Aufgabe stellt, sie nicht fordert, sondern nur langweilt, besonders dann, wenn das Niveau der Klasse oder dessen, was man jetzt darunter versteht, sich nach dem Schwächsten orientiert.

Der allgemeine Niedergang des Schulsystems läßt es zu, daß anspruchsvolle, für das Berufsleben wichtige Fächer (wie Deutsch, Englisch, Latein, Mathematik, Chemie, Physik) „abgewählt" werden können, daß ein Schüler in Hamburg z. B. mit Biologie, Gemeinschaftskunde, Kunst und Sport als einzigen Prüfungsfächern (LIERMANN) die Note ‚1' und damit lange Zeit hindurch die alleinige Befähigung zum Studium erreichen konnte. Wer eine ‚1' hat, wird zum Mediziner gestempelt, ob er dafür taugt oder nicht. Welcher junge Mensch würde nicht auf der Schule diesen Weg des geringsten Widerstandes gehen, wenn es ihm so nahe gelegt wird!

Es ist erstaunlich und erfreulich, daß in einem solchen Schulsystem immer noch Schüler heranwachsen, die aus sich heraus die Kraft entwickeln, ihnen wichtig Erscheinendes selbst zu erlernen und sich damit eine Grundlage in allgemeiner Bildung zu schaffen, auf der sie aufbauen können.

Die von ideologisch fixierten Bildungspolitikern durchgesetzte Vermassung fördert jedoch die Einebnung und steht der geistigen Entfaltung der Persönlichkeit im Wege. „Leistung lohnt nicht", war noch vor kurzem die weit verbreitete Ansicht vieler junger Menschen. Leistungsverweigerung war die Folge. Die einen durchliefen ohne größeren persönlichen Einsatz die Schule, andere paukten Dinge, die weder die allgemeine Bildung positiv erweitern noch im Berufsleben benötigt werden, und bei dritten stand der so beklagte Schulstreß im umgekehrten Verhältnis zum Ergebnis.

Nicht alle Eltern nahmen sich in diesem so gefährdeten Lebensabschnitt im notwendigen Umfang ihrer Kinder an, sondern vernachlässigten sie, um eigenen Wünschen nachzukommen, oder kauften sich durch Zuwendung von ihren Pflichten den Kindern gegenüber frei.

Vielfach entwickelten sich daraus Formen des Zusammenlebens junger Menschen, die im Umgang untereinander, in der Sprachverstümmelung bis zur Fäkalsprache (SCHEUCH), in der Vernachlässigung des schriftlichen Ausdrucks und nicht zuletzt im Erscheinungsbild und im Auftreten einen kulturellen Tiefstand erkennen ließen.

Alle sind Kinder ihrer Zeit und es erfordert große Anstrengungen und Selbstdisziplin, sich solchen Trends zu entziehen. Auch hier verdienen junge Menschen besondere Anerkennung und Förderung, die trotz aller niederziehenden Umwelteinflüsse durch Zielstrebigkeit, Arbeit und Fleiß ihrem Leben einen Sinn zu geben suchen — eine in diesem Alter nicht hoch genug zu bewertende Eigenschaft.

Solches Bemühen wird ihnen um so schwerer gemacht, je mehr in ihrer Umwelt eine Abkehr von tradierten Werten, eine Abwendung von moralischen und religiösen Maßstäben erfolgt, je mehr Ideale zu Idolen verkümmern (THIELICKE), wenn nur Fußballspieler und Popsänger noch Leitbilder sind.

Daß junge Menschen sich niemandem und keiner Idee verpflichtet fühlen, wenn der Begriff „Staat" durch das nichtssagende Wort „Gesellschaft" ersetzt wird, verändert das Verhältnis des Einzelnen dem Ganzen gegenüber. Einer anonymen Größe wie der „Gesellschaft" kann man nicht das schuldig sein, was man dem Vaterland, dem Volk schuldet. Daß es sich hier nicht um Leerformeln handelt, sondern um verpflichtende Größen, die Leistungen abverlangen und auch zustande bringen, zeigt das wiedererwachte Selbstwertgefühl gerade der jungen Generation und die darauf aufbauenden wissenschaftlichen und praktischen Leistungen der Vereinigten Staaten in dieser Zeit.

Wer sich unter den bei uns gegebenen Bedingungen den Zugang zum Medizinstudium erkämpfen konnte, bewies damit aber nicht seine besondere Eignung zum Beruf des Arztes. Danach wurde zu keiner Zeit gefragt. Manche der glücklich Zugelassenen wollten eigentlich etwas ganz anderes studieren. Andere brachten die fachlichen Vorgaben (naturwissenschaftliche und Lateinkenntnisse) nicht mit. Wieder andere waren der Irreführung in der Erwartung besonderer materieller Erfolge erlegen. Ein nicht zu unterschätzender Teil besaß gar nicht die Neigung zu einem dienenden Beruf der Hilfeleistung für den kranken Mitmenschen.

Der „Notenfetischismus" (OSCHATZ) als Folge der Zulassungsbedingungen für das Medizinstudium begünstigt die Ichsucht (den Nebenmann nicht abschreiben lassen), drängt nur wegen der guten Note Ungeeignete zur Medizin und versperrt manchem durch Erziehung, elterliches Vorbild und Neigung zum Arzt Berufenen den Weg zum Medizinstudium. Alle späteren, z.T. höchst komplizierten Zulassungsmodifikationen verbessern nicht den notwendigen Ausleseprozeß, zumal Gerichtsurteile immer wieder aus formalen Gründen den Einstieg ins Studium erzwingen. Eine im Zustand der Vermassung doppelt notwendige strenge Eignungsprüfung anstelle ungeeigneter Kriterien (Abiturnoten und Zufallsentscheidung durch das Los) wurde zu keiner Zeit geplant.

Viele wohl begründete Appelle Erfahrener für eine grundlegende Verbesserung der Zulassungsverfahren und später des Studiums selbst blieben unberücksichtigt. Eine Auslese, wie sie in anderen Ländern erfolgt, gab und gibt es bei uns nicht, wobei nicht zuletzt unser eigenes Grundgesetz hinderlich im Wege steht. So begeben sich nicht alle Medizinstudenten mit der notwendigen Motivation auf den langen Weg zum ärztlichen Beruf. Der älteren Generation stellt sich damit die schwere Aufgabe, die Nachwachsenden schon frühzeitig auf eine Lebensaufgabe vorzubereiten. Hier werden ja bereits die Weichen gestellt. Jeder weiß, wie schwer und opferreich die ständige Wegweisung sein kann. Um so mehr müssen die Hoffnungszeichen helfen, die erfreulicherweise von Teilen der Jugend selbst ausgehen. Sie haben diesen Schulbetrieb satt und verlangen selbst nach Leistungsanreiz. Hier regen sich wieder gesunde Elemente im jungen Menschen, die nicht in künstlicher Lebensangst, Trübsal und Weinerlichkeit versinken wollen. Sie haben mit Rock und Pop, mit ihrem Lebensstil und ihren Idolen schon viel den Amerikanern nachgemacht, nun können sie von ihnen auch den neuen Impetus übernehmen, der die amerikanische Jugend jetzt auszeichnet. Ihnen auf dem Weg in eine erfüllte Zukunft zu helfen, sie anzuspornen, ihnen Richtpunkte zu setzen, das „Prinzip Hoffnung" neu zu beleben, das ist die Aufgabe der Älteren. Es gibt Anzeichen genug, daß energischem Bemühen der Erfolg nicht versagt bleiben wird.

Die Universität

Was 1978 eine Kommission des „International Council of Future of the University" (IFCU) unter dem Vorsitz des australischen Philosophieprofessors JOHN ARTHUR PASSMORE nach intensivem Studium der deutschen Universitätslandschaft feststellte, daß „die Universität als Universität zugrunde gegangen" sei, ist erschreckenderweise kaum bestreitbar. Dieser Niedergang der einst Weltruf genießenden deutschen Universitäten kann nur in Jahrzehnten — wenn überhaupt — wieder aufgefangen werden. Dazu bedarf es eines erheblichen Sinneswandels. Dennoch sind gegenüber dem durch Vermassung und Elitefeindlichkeit begründeten Niveauverlust schon so relativ geringfügige Verbesserungen, wie sinnvolle Kompetenzzuweisungen und Korrekturen im Wahlverfahren, erste Schritte auf dem langen Wege einer Wiedererholung, denen — so ist zu hoffen — allmählich weitere folgen sollen, zumal in der Grundtendenz eine gewisse Neigung zum Aufstieg aus dem Tief spürbar geworden ist.

Wie weit Privatuniversitäten, etwa die in Ingolstadt — bisher leider vergeblich — geplante, Vorreiterfunktionen übernehmen können, ist bei den vielen Hindernissen, die einer Verwirklichung im Wege stehen, noch ganz unübersehbar. Aber die gänzlich anderen Auswahl- und Zulassungsverfahren als in den staatlichen Universitäten, die grundlegend unterschiedlichen Maßstäbe, die etwa in Ingolstadt mit einer Trimesterregelung und insgesamt 32 Wochenstunden mehr Unterricht während des ganzen Studiums als an den staatlichen Universitäten gesetzt werden sollen, der Verzicht auf eine Gruppenuniversität mit ihrer Drittelparität sowie die Einführung von Studiengebühren mit einer dadurch gegebenen größeren Einwirkungsmöglichkeit der Studenten auf die Ausbildungsqualität, die internationale Verzahnung und schließlich die betonte Praxisorientierung markieren den gravierenden Unterschied gegenüber der derzeitigen Universitätssituation. Weshalb das Ingolstädter Projekt bislang gescheitert ist, bedarf noch der näheren Begründung.

Wie die Institution Universität als solche einen unvergleichbaren Abstieg erleiden mußte, so ist auch der Studiengang in der Medizin weitgehend sinnverändert worden. Die Approbationsordnung ist nicht nur deshalb so schlecht, weil — nicht zuletzt infolge ideologischer Konzeptionen — viel zu viele Studenten auf die Universität gelenkt werden. Daß das so kommen würde, hätte man sich *vor* Erlaß dieser Studienordnung mühelos selbst ausrechnen können und berücksichtigen müssen. Wir haben vor den Folgen gewarnt. Dieser nachträglich immer wieder vorgebrachte Erklärungsversuch verkennt die wesentlichen Mängel: Fehlen eines Studienziels, das dementsprechend auch gar nicht genannt wird, Fehlen der notwendigen, auf die spätere Tätigkeit als Praktischer Arzt abgestellten Systematik des Studienganges, Reduzierung der Pflichtveranstaltungen (etwa zeitweiliger Verzicht auf die Hauptvorlesung), Ersetzung der Medizinalassistentenzeit durch ein schon in seiner Aufgabenstellung unzulängliches „Praktisches Jahr", Inkongruenz von Studenten- und Hochschullehrerzahl einerseits und Patientenzahl andererseits und schließlich Einführung von Prüfungsverfahren (Multiple-Choice), die das Examen von einer Eignungsprüfung für den ärztlichen Beruf zu einem theoretischen Frage-und-Antwort-Verfahren von äußerst zweifelhaftem Wert erniedrigen.

Die extrem hohe Durchfallquote von rd. 42% (in Hannover sogar von rd. 80%) aller Kandidaten bei der Ärztlichen Vorprüfung im März 1985, die wie ein Blitz aus scheinbar heiterem Himmel einschlug, offenbart in erschreckender Weise die ganze Unzulänglichkeit von Studium und Prüfungen.

Die vielfältige und eingehend begründete einhellige Ablehnung dieser Approbationsordnung hat bisher zu keiner grundlegenden Revision geführt. Auch wenn es sehr lange dauern würde, eine vollständige Erneuerung zu erarbeiten und in Kraft zu setzen, so enttäuscht es doch sehr, daß nicht einmal der Ansatz zum Umdenken erkennbar ist. Die kleinen Novellierungen haben keine Substanzänderung gebracht.

Da der Staat offenbar nicht imstande ist, den bedauernswerten Medizinstudenten und vor allem den später einmal von ihnen behandelten Kranken zu helfen, bietet sich nur der Weg über ganz neue Modelle — wie etwa das Ingolstädter Modell — an. Das während des Studiums nicht erworbene Wissen und Können während der Weiterbildungszeit nachholen zu müssen, stellt eine doppelte Belastung dar, sowohl für den jungen Arzt wie vor allem für den sowieso schon extrem belasteten Weiterbilder. Aber weder die jungen Menschen habe es verdient, daß man ihnen ihre fehlende Ausbildung anlastet, noch dürfen die Kranken unverantwortlichen Gefahren ausgesetzt werden. Es ist schwer verständlich, daß der Staat sich dieser so wichtigen Aufgabe nicht längst mit aller Intensität angenommen hat.

So ergibt sich jetzt in erster Linie eine neue Herausforderung der Hochschullehrer, denen die Universität bisherigen Stils den Anreiz dazu genommen hat. Daß manche Studenten den Chef ihrer Universitätsklinik nicht einmal kennen, spricht für eine sehr ungesunde Entwicklung. Die Wiedererweckung der Großen Vorlesung in ihrer ganzen (fachübergreifenden) Breite, die Leitung der Seminare und Praktika durch besonders Qualifizierte sind Etappen auf diesem Wege. Dazu verdient die Förderung erstklassiger Nachwuchskräfte absoluten Vorrang (BERCHEM). Wenn sich das Mittelmaß erst einmal etabliert hat, ist der Schaden langfristig irreparabel. Deswegen sind nach Ansicht des Präsidenten der Westdeutschen Rektorenkonferenz Novellierung der einzelnen Universitäten, Förderung der Qualität, private Lehrstühle und andere private Initiativen weitere wichtige Aufgaben. Die Universitäten und speziell auch die Universitätskliniken wieder zu Lehrstätten eines anspruchsvollen Nachwuchses zu machen, ist ein Ziel, das sich wieder lohnt. Daß solche Bemühungen auf fruchtbaren Boden fallen werden, zeigen auffällige Verhaltensänderungen vieler Studenten.

Das Studium

Wenn Umfrageergebnisse und viele Einzelbeobachtungen nicht trügen, zeichnet sich — natürlich sehr vorsichtig noch — eine gewisse Trendwende in Haltung und Einstellung vieler Studenten ab. Als Beweis dafür mögen auf der einen Seite Erkenntnisse dienen, wie sie GERTRUD HÖHLER, Professor für Allgemeine Literaturwissenschaften an der Universität Paderborn, bei der Befragung von 200 Studenten zwischen 20 und 28 Jahren gewonnen und 1981 in einer Arbeit „Studenten der achtziger Jahre" veröffentlicht und das, was sie in ihrem Buch „Die Anspruchsgesellschaft" dargestellt hat. Nur einer der 200 befragten Studenten habe auf die Frage, was ihm wichtig sei, geantwortet: „Etwas zu leisten". Die Mehrzahl dagegen habe ihrerseits gefragt, was man denn mit Leistung wolle, „Karriere machen etwa?" Zwei Drittel hätten als charakteristisch für ihre Generation angeführt: „Ohne viel Hoffnung, resignierend, verwöhnt, pessimistisch, ziellos, überfüttert, arrogant, süchtig nach Anerkennung". Lebensziel Nr. 1 sei „geregeltes Einkommen und Zufriedenheit".

Auf der anderen Seite hat eine Studie der Forschungsgruppe Hochschulsozialisation der Universität Konstanz unter der Leitung von Prof. PEISERT, die sich auf eine Befragung von 19 000 Studenten an 8 wissenschaftlichen Hochschulen und 2 Fachhochschulen im Wintersemester 1982/83 stützt, ein ganz anderes Ergebnis erzielt. Nach eigenem Bekunden sei die Mehrzahl der Studenten zielstrebig, zu Opfern bereit und in überraschendem Maße bemüht, Bildung um der Bildung willen zu erwerben. Sie stünden dem klassischen Bildungsidealismus näher als dem Karrierestreben. „Es überwiegt", so heißt es wörtlich, „eine idealistische, auf Autonomie und Selbstverwirklichung gerichtete Orientierung". Die Arbeit als Selbständiger habe für die Studenten die höchste Attraktivität; 86% seien bereit, finanzielle Einbußen in Kauf zu nehmen, um ihr eigentliches Berufsziel zu erreichen; 72% stellten sich auf Belastungen, wie längere Fahrzeiten oder Wohnortwechsel, ein.

Eine dritte Befragung veröffentlichte schließlich April 1984 das sozialwissenschaftliche Institut der Konrad-Adenauer-Stiftung. Sie stützt sich auf die Antworten von 2000 befragten jungen Menschen. Von diesen finden 68% das Leistungsprinzip als „in Ordnung" und 70% wollen eine berufliche Karriere machen.

Trotz der großen Zahlenunterschiede und bei aller Zurückhaltung in der Beurteilung und Auswertung solcher Befragungen ist doch der

Unterschied der Ergebnisse der Studie von Frau Prof. HÖHLER und der beiden anderen Studien evident. Er läßt wohl den Schluß zu, daß sich eine gewisse Wandlung der Vorstellungen und Wünsche bis hin zur Opferbereitschaft abzeichnet, wie sich auch aus Feststellungen von Hochschullehrern erkennen läßt. Überwog noch vor relativ kurzer Zeit die totale Ablehnung gegenüber gezielter Arbeit, Leistung und einem präzisen Zukunftsziel bei vielen jungen Menschen, so beginnt sich das Bild jetzt wohl doch zu verändern. Hier ergeben sich positive Ansätze, die gezielt von jenen verwertet werden müssen, denen die Erziehung und Heranbildung des akademischen Nachwuchses anvertraut ist.

In der neu zu belebenden Großen Vorlesung ist eine Systematisierung des Medizinstudiums erforderlich, das statt einer Segmentierung möglichst einen Gesamtüberblick über den einem Studenten zu vermittelnden Teil der Heilkunde gibt. Dabei ist ärztliches Beobachten, Denken, Abwägen, Entscheiden als Voraussetzung des praktischen Könnens zu üben. Daneben aber auch schon in diesem Stadium Erziehung zu ärztlicher Haltung, zu Einsatzbereitschaft, zu Engagement und Selbstkritik.

Natürlich bedeutet das erhebliche Mehrarbeit und zusätzliche Verantwortung für den Klinikdirektor. Nur so aber lassen sich die erschreckenden Mängel der jetzigen ärztlichen Ausbildung mildern, so lange eine absolute Umwandlung des Studiums und der Prüfungen nicht erfolgt.

Geschieht das nicht, steht der Student bei Abschluß seiner Ausbildung in aller Regel vor einer unlösbaren Aufgabe, wenn er — wozu er berechtigt ist — als „Arzt" tätig sein soll.

Die deshalb ab 1987 gültige Hilfslösung „Arzt im Praktikum", die im Anschluß an die universitäre Ausbildung und vor Erteilung der endgültigen Approbation eintreten soll, läßt bis dahin einen Zeitraum offen, der nach Möglichkeit durch Weiterbildung in Klinik oder Krankenhaus geschlossen werden soll. Die Überzahl an Weiterbildungsanwärtern aufgrund der Vermassung der Universität bereitet dem Einzelnen schon jetzt erhebliche Schwierigkeiten, einen seinen Neigungen und Eignungen entsprechenden Weiterbildungsplatz zu erreichen. Da sie sich noch steigern wird, stehen die Nachkommenden vor immer größeren Problemen, so daß ein Teil von ihnen gezwungen sein wird, sich niederzulassen, so wenig er darauf auch vorbereitet ist.

Die — oben erwähnte — kassenärztliche Vorbereitungszeit kann ebenfalls nur in einer Stelle abgeleistet werden, zu der sich viele Universitätsabsolventen drängen werden. Ob sie auch wirklich die notwendige zusätzliche Ausbildung gewährleistet, hängt ganz von ihrer Qualifikation ab.

So steht der bedauernswerte junge Mediziner nicht nur zwischen Borke und Baum, sondern ihm wird täglich seine eigene, im wesentlichen unverschuldete Unzulänglichkeit deutlich vor Augen geführt. Es wäre vermessen, den jungen Leuten in dieser Situation falsche Hoffnungen vorzuspiegeln. Ihr Schicksal liegt buchstäblich in ihrer eigenen Hand.

Sie müssen rechtzeitig damit beginnen, das Lernen zu üben, damit sie in die Lage kommen, sich wenigstens theoretisch in den Bereichen der Medizin zu bilden, die auf ihrem bisherigen Bildungsweg zu kurz gekommen sind. Das ist für sie enorm schwer, weil es für viele eine ganz neue Welt ist. Je früher sie nach Abgang von der Schule damit beginnen, um so eher werden sie das Lernen lernen. Dabei sollten sie sich der Anleitung durch erfahrene Ärzte bedienen können. Den jungen Menschen dabei behilflich zu sein, ist eine Aufgabe, die allen Älteren gestellt ist. Im späteren Stadium der Weiterbildung kann das, was zur „Akademie für chirurgische Weiterbildung" gesagt wird, hilfreich sein, sofern sich diese Pläne eines Tages verwirklichen lassen. Wie zwingend notwendig sie sind, erweist sich dem Erfahrenen täglich neu.

Daß der Student nach Studienabschluß viele Wege gehen muß, um eine möglichst günstige, die eigenen Zukunftsabsichten berücksichtigende Weiterbildungsstelle zu erlangen, kann nicht nachdrücklich genug betont werden. Er darf sich nicht darauf verlassen, daß ihm an seinem Wohnort eine solche Stelle geboten werden wird. Er muß sehr flexibel sein und sich im ganzen Bundesgebiet umsehen. Dabei kommt es nicht auf Äußerlichkeiten (etwa eine schöne Gegend mit „Freizeitwert") an, sondern nur darauf, was er lernen kann und welche weiteren Möglichkeiten sich daraus evtl. ergeben können. Das bedeutet nicht, auf Zielstrebigkeit zu verzichten. Im Gegenteil: Der junge Mediziner muß ein klares Ziel vor Augen haben — dazu wird er sachkundigen Rates bedürfen — und es konsequent verfolgen, wenn auch bei der erschreckenden Vermassung evtl. auf Umwegen. Allzu leicht ergeben sich sonst Berufswege rein zufälliger Art.

Alles das gab es schon einmal, als der junge Arzt grundsätzlich unbezahlt arbeiten mußte. Niemand will diese unwürdigen Verhältnisse wieder haben. Aber die Ärzte, die diese Zeit mitmachen mußten, sollen den jungen Kollegen jetzt durch Rat und Tat helfen, diese schwere Zeit zu überbrücken, bis sie einen leidlich gesicherten Berufsweg beschreiten können.

Erreichen läßt sich dieses Ziel jedoch nur dann, wenn aus dem Getriebenen, Gleichgültigen der Treibende, Zielstrebige wird.

DIE WEITERBILDUNG ZUM CHIRURGEN

Chirurgische Weiterbildung ist Einübung von Erkennung und Behandlung chirurgischer Krankheiten und Verletzungen, also Differentialdiagnostik, Indikationsstellung, konservative und operative Behandlung, Nachsorge und Rehabilitation. Chirurgische Weiterbildung ist im umfassenden Sinne Transposition eines großen Komplexes von ärztlichem Wissen und Können, von chirurgischer Erfahrung, von ethischen Grundwerten des Arzttums, von Menschenführung, aber auch von Kenntnissen beruflicher Probleme und Fragen des Gesundheitswesens von einer Generation auf die nächste. Weiterbildung ist im doppelten Sinne Auftrag des Weitergebenden und Aufgabe des Aufnehmenden.

Chirurgische Weiterbildung hat im Zeichen verfehlter Schulbildung und unzureichender studentischer Ausbildung eine besondere Bedeutung erlangt. Sie ist die erste und zugleich auch letzte Station auf dem Wege vom Mediziner zum Arzt und Chirurgen und stellt mit der abschließenden Facharztprüfung für alle Anwärter die letzte Barriere für verantwortliche eigenständige Berufsausübung dar.

Die „Definition" des Fachgebietes Chirurgie und die „Richtlinien" der Weiterbildung sind in gedrängter Form in der Weiterbildungsordnung festgelegt, enthalten aber nur den chirurgisch-wissenschaftlichen, nicht aber den berufs-wissenschaftlichen und ethischen Teil dieser umfassenden Aufgabe.

Der Erwerb des für die selbständige Durchführung der im Operationskatalog festgelegten Eingriffe erforderlichen Könnens und die Erlangung der in den „Richtlinien" angedeuteten umfangreichen chirurgischen Kenntnisse und Erfahrungen ist der wesentlichste Teil der chirurgischen Weiterbildung. Daneben aber steht die Einführung in den Beruf des Chirurgen, in seine Voraussetzungen und Grundlagen, ohne die die Chirurgie nicht praktiziert werden kann, besonders aber die Erziehung zum Arzt in seinen sittlichen Fundamenten.

Damit ist nur schlaglichtartig der ganze Umfang dieser entscheidenden Periode im Leben eines angehenden Chirurgen beleuchtet. Sie gewinnt ihre ganze Bedeutung erst bei Berücksichtigung der Tatsache, daß die chirurgische Weiterbildung z. Zt. vielfach unter Bedingungen begonnen wird, die sich grundlegend von denen unterscheiden, die bei den jetzt zur Weiterbildung junger Ärzte ermächtigten älteren Chirurgen in diesem Abschnitt ihres Lebens bestanden.

Das gilt sowohl für das Ausmaß der wissenschaftlichen und praktischen Chirurgie, das gewaltige Steigerungen erfahren hat als auch — und das besonders — für die beruflichen Grundlagen. Nur letztere können, dem Thema gemäß, Gegenstand dieser Betrachtungen sein.

Chirurg sollte nur derjenige werden, der sich nach seiner Eignung und Neigung, seinen charakterlichen Voraussetzungen, seiner Bereitschaft zum Dienst am Kranken dafür auszeichnet. Wer damit in erster Linie Hoffnung auf besonderen finanziellen Gewinn verbindet, sollte nicht erst beginnen.

Neben diesen menschlichen Eingrenzungen erfordert die drohende Überfüllung des Berufes und die notwendige Hinwendung zur Tätigkeit des praktischen Chirurgen eine strenge Limitierung auf die jeweils Besten, wie dies in anderen Ländern längst üblich ist.

Im Interesse der Anwärter selbst, aber auch im Sinne der optimalen Besetzung der meist zu wenigen zur Verfügung stehenden Weiterbildungsstellen in Kliniken und Krankenhäusern, sollte eine Entscheidung darüber, ob ein junger Arzt die lange chirurgische Weiterbildung durchlaufen soll, *spätestens nach einem Jahr* erfolgen, damit er rechtzeitig und ohne zu großen Zeitverlust eine für ihn geeignetere Tätigkeit finden kann.

Die Weiterbildung in dieser Zeit ist sowohl für den Weiterbilder als auch für den Weiterzubildenden eine schwere Aufgabe. Sie setzt ein hohes Maß an Einsatzbereitschaft, an Verantwortungsbewußtsein und Durchsetzungskraft voraus. Sie fordert beide ganz und gibt ihnen damit Ansporn und Erfüllung.

Die Faszination der Chirurgie auf Nachkommende zu übertragen, ist für den dafür Auserwählten eine der wertvollsten Aufgaben seines Berufslebens. Die Möglichkeit, durch eigenes Können unmittelbar helfen zu lernen, ist für den Nachwachsenden Befriedigung und Bestätigung zugleich.

Das mag für Menschen, denen der Beruf des Chirurgen ein Job wie jeder andere ist, pathetisch und veraltet klingen. Wenn es aber nicht eine Saite bei ihnen anklingen läßt, ist der Weiterbilder fehl am Platz und der Assistent nicht zum Chirurgen geeignet.

Chirurgische Weiterbildung als Auftrag des Chefs

Seit jeher möchten junge Ärzte, die sich der Chirurgie verschreiben wollen, sie von einem bestimmten Chirurgen erlernen, den sie sich dazu auserkoren haben. Sie suchen als Lehrmeister meist die Person und weniger die Klinik. In den Augen des Adepten ist das ein Zeichen des Vertrauens, für den Chirurgen, der ihn annimmt, eine Verpflichtung.

Schon vor dem letzten Krieg bedurfte es für den Anfänger oft größerer und längerer Bemühungen, um überhaupt akzeptiert zu werden, vielfach mit zwangsläufig eingeschalteten Zwischenstationen, wenn keine Stelle frei war. In der Nachkriegszeit sind da wellenförmig tiefgreifende Veränderungen erfolgt. In den 60er und 70er Jahren trat ein spürbarer Mangel an jungen Ärzten ein, die Chirurg werden wollten. Es gab weniger anstrengende Tätigkeiten als die Chirurgie, um seinen Lebensunterhalt zu verdienen. Zwar hatten auch in dieser Zeit die bekannten chirurgischen Chefs meist eine ausreichende Zahl geeigneter Nachwuchsanwärter, aber in kleineren Krankenhäusern oder in weniger reizvollen Gegenden entstanden Lücken bei der Besetzung der Assistentenstellen, die den Chefs und ihren meist wenigen qualifizierten Mitarbeitern eine zuvor kaum vorstellbare Arbeitslast aufbürdeten.

Im ewigen Auf und Ab hat sich dieses Bild nun wieder grundlegend verändert. Aus dem Mangel wurde der Überfluß. Viel zu viele junge Leute bewerben sich jetzt um eine nahezu konstante Zahl von Weiterbildungsstellen und lange Wartelisten sind keine Seltenheit. Wenigen gelingt es auf Anhieb, von dem Chirurgen angenommen zu werden, bei dem sie die Chirurgie erlernen wollen. Viele müssen — schon aus wirtschaftlichen Gründen — jede Stelle antreten, die sich ihnen bietet, ohne wählen zu können. Sonst bleibt nur die Niederlassung ohne annähernd ausreichende Vorbereitung und damit Eingliederung in das Heer der durch die sog. „Bildungsexplosion" Bestraften, von denen schon jetzt die ersten scheitern.

Diese denkbar ungünstige Situation des Einzelnen ändert aber nichts an der Aufgabe und Verpflichtung des Chefs gegenüber seinen jungen Assistenten. Sie haben *ihn* als Lehrer gesucht und nicht einen beliebigen Oberarzt oder Assistenten. Damit stellt sich ein erhebliches Problem, das mit der Größe der Klinik, mit dem wissenschaftlichen Engagement des Chefs, aber auch mit der Spezialisierung wächst. Nach wie vor stehen in der Universität Klinik, Lehre und Forschung in einem Dreikampf untereinander. Jedes dieser Aufgabengebiete verlangt neben vielem anderen besonders Zeit. Und was liegt dann näher als auch den Weiterbildungsauftrag an Jüngere zu delegieren? Unter dem Gesichtspunkt der Zukunft der Chirurgie und im Hinblick auf die Person des Weiterzubildenden ist diese Entscheidung nur in seltenen Fällen richtig und vertretbar. In aller Regel kann bei der Weitergabe des Gesamtkomplexes Chirurgie in allen seinen Verästelungen mit einer notwendigen Konzentration auf das Wesentliche niemand den erfahrenen Chef ersetzen. Selbst gute Oberärzte sind verleitet, ihre Spezialität in der Weiterbildung stärker zu berücksichtigen, und die meisten vergessen den Beruf, den sie im übrigen leider kaum kennen.

Die Delegierung so wichtiger Aufgaben wie der Weiterbildung sollte deshalb nur ausnahmsweise und nur kurzfristig erfolgen. Wenn es aber allgemeine Übung wird oder bleibt, daß junge Assistenten in ihrer Weiterbildungszeit sich selbst oder einem kaum Erfahreneren überlassen bleiben, dann kann die Weiterbildung, insbesondere in ihrem berufswissenschaftlichen und ihrem ärztlich-ethischen Teil, nur lückenhaft sein.

Bei aller Kenntnis und Berücksichtigung der Unvermeidlichkeit von Konflikten auf diesem Gebiet sollte der zur Weiterbildung Ermächtigte seine damit freiwillig eingegangene Verpflichtung sehr ernst nehmen und respektieren. Die Erfüllung der Ermächtigung zur Weiterbildung setzt voraus, daß der dazu Auserwählte die Weiterbildungsordnung in all ihren Einzelheiten kennt, soweit sie sich auf seinen Kammerbereich erstreckt. Es gibt bekanntlich keine bundeseinheitliche Weiterbildungsordnung, da das Bildungswesen in den Hoheitsbereich der Bundesländer gehört. Nur bei Beachtung dieser Weiterbildungsordnung sieht er das ganze Spektrum der Aufgaben, die er zu übernehmen, und der Kenntnisse und Erfahrungen, die er zu vermitteln hat. Er weiß vor allem, daß am Ende der von ihm geleiteten Weiterbildung des jungen Chirurgen eine Prüfung steht, bei der nicht allein der Kandidat selbst auf dem Prüfstand steht, sondern ganz wesentlich auch er, der Chef.

Die Vermassung der Universitäten und damit auch der Andrang auf die chirurgischen Weiterbildungsstellen gibt erstmals wieder nach langer Zeit die Möglichkeit, eine sorgfältige Auswahl unter den Bewerbern zu treffen, soweit das in diesem Stadium schon möglich ist. Menschenkenntnis ist hier gefragt, denn jede Entscheidung ist ein Stück Qualitätssicherung für die Chirurgie.

Eine wichtige Aufgabe des Weiterbilders sollte darin bestehen, sich selbst einen Plan zu machen, nach dem er die Erziehung des jungen

14

Menschen zum Chirurgen durchführen will. Diesen Plan sollte er auch dem Anfänger mitteilen. Er sollte sich in seine eigene Lage zurückversetzen, als er am Anfang seiner chirurgischen Laufbahn stand, was ihm gefiel, was ihn anspornte, was ihn abstieß, was ihn enttäuschte. Danach sollte er sich richten. Sonst kommt es dahin, was ich als Präsident des Berufsverbandes der Deutschen Chirurgen leider zu oft erlebte, daß mich verzweifelte junge Kollegen um Hilfe baten, weil sie sich in ihrer chirurgischen Weiterbildung vernachlässigt fühlten, weil sie täglich merken mußten, wie überflüssig sie eigentlich seien, weil ihnen immer wieder vor Augen geführt wurde, daß sie nur störten und zu nichts taugten. Sie sahen vor lauter — großenteils vermeidbaren — Hürden kein Ziel und es gab keinen Ansprechpartner, der für sie Zeit und Verständnis hatte. *So soll „Weiterbildung" nicht vor sich gehen!*

Richtige Weiterbildung ist vielmehr ein Zusammenspiel zwischen Weiterbilder und Weiterzubildendem. Der Weiterbilder muß den Weg weisen und ihn ständig kontrollieren. In einem ausführlichen Anfangsgespräch sollte er dem jungen Kollegen in aller Deutlichkeit klar machen, was er unter der Chirurgie und der Aufgabe des Chirurgen versteht. Neben dem chirurgisch-praktischen Teil sollte auch das Verhalten gegenüber den Kranken, gegenüber den Ärzten und Schwestern stehen und damit der Geist der Klinik Bestandteil dieser Einführung sein. Schon dabei sollte der junge Arzt erfahren, daß seine innere und äußere Haltung, sein Auftreten und seine Einstellung gegenüber seinen Aufgaben mitbestimmend ist für das Wohlergehen der Patienten und damit für den Ruf des Krankenhauses.

Der leitende Arzt sollte dann einen möglichst erfahrenen älteren Mitarbeiter, der in seinem Sinne tätig ist, mit der Führung und Lenkung des Anfängers beauftragen und *ihn danach nicht aus den Augen lassen.* Er muß wissen, was dieser weiß, was ihm fehlt, wie er sich anstellt. Er muß ihn beobachten und beaufsichtigen. Eignet er sich zum Chirurgen, sollte er ihm frühzeitig *selbst* assistieren. Eignet er sich nicht zum Chirurgen, wobei die manuellen Fähigkeiten nicht den einzigen Ausschlag geben sollten, müssen spätestens nach einem Jahr die Konsequenzen gezogen werden. Wir können es uns nicht leisten, Ungeeignete mitzuschleppen. Das wäre auch eine falsche Betreuung, denn diese Ungeeigneten werden scheitern — wie das heute leider nicht selten geschieht. Werden die Konsequenzen zu spät gezogen, so sind nicht nur die ungeeigneten Chirurgen die Leidtragenden, sondern mit ihnen auch kranke Menschen.

Menschenführung und Vermittlung ihrer Grundsätze sind wesentliche Bestandteile der Weiterbildung junger Ärzte. Sie zur Leistung anzuspornen, zur Hingabe an den Beruf, zur Zuwendung an den Patienten, zur Disziplin sich selbst und den Mitarbeitern gegenüber, gehört zu den grundlegenden Funktionen dieser Menschenführung, die Einfühlungsvermögen, aber auch Autorität voraussetzt. Der Erfahrene braucht nur einen Blick in eine Krankenstation zu werfen, das Verhalten und den Ton von Ärzten und Schwestern untereinander und den Patienten gegenüber zu beobachten, um zu wissen, welcher Geist dort herrscht. Dieser Geist ist das Resultat der Arbeit des Chefs in ihrer ganzen Breite. Ist er das ständige Vorbild, wird sich das auf alle Mitarbeiter übertragen.

So ist die Weiterbildung die Formung junger Menschen nach den vorgelebten Gesetzen des Könnens, der inneren Disziplin, der Harmonie — eine extrem schwere Aufgabe. Das Ziel der Weiterbildung muß in erster Linie die Heranbildung eines „Chirurgen" (fälschlich bisher oft als „Allgemeinchirurg" bezeichnet) sein, nicht die eines Spezialisten. Wir brauchen auch in Zukunft viele möglichst universell geformte und gebildete Chirurgen, die imstande sind, die nichtdifferenzierten chirurgischen Abteilungen in den mittleren und kleineren Krankenhäusern zu leiten. Dort ist ein reiner Spezialist als Chef einer chirurgischen Abteilung vielfach fehl am Platz. Da man ihn natürlich auch da braucht, muß dieses Problem anders gelöst werden. Wir werden darauf noch eingehen.

Um aber die Eignung seines Schülers in die richtigen Bahnen zu lenken, sollte der Weiterbildungsermächtigte nach abgeschlossener Weiterbildung in der Gesamtchirurgie seinem jungen Mitarbeiter die Wege weisen, wie und wo er die notwendige Weiterbildung im „Teilgebiet" erwerben kann, wenn er dazu besonders geneigt und befähigt ist. Um das richtig beurteilen zu können, ist die Kenntnis vieler Faktoren (Bedarf, Verteilung), vor allem aber das kritische Auge des um das Schicksal seiner Mitarbeiter, aber auch der Gesamtchirurgie besorgten Chefs nötig.

Da ein nicht geringer Teil der Assistenten zwangsläufig keine selbständige Krankenhausposition erlangen kann, sollte der Weiterbilder nicht nur die klinische Chirurgie berücksichtigen, sondern ebenso auch die vielfältigen Aufgaben des Chirurgen in der Praxis (Voruntersuchung, Differentialdiagnostik, Nachsorge und Rehabilitation mit den notwendigerweise geringeren Möglichkeiten und Mitteln der Praxis). Genauso gehört in sein Programm die vielseitige Problematik des chirurgischen Berufs, der der Niederlassungswillige keinesfalls unvorbereitet gegenüberstehen darf. Er müßte sonst in jeder Weise fühlbar draufzahlen.

16

Allen seinen Mitarbeitern sollte der verantwortungsbewußte Chef die unentbehrlichen Grundsätze der Mitmenschlichkeit, der Opferbereitschaft, der Zuwendung zum Kranken mit auf den Weg geben. Nur dann hat er seine Aufgabe erfüllt, wenn aus Medizinern Ärzte geworden sind.

Chirurgische Weiterbildung als Aufgabe des Assistenten

Die Absicht, Chirurg werden zu wollen, setzt neben dem erforderlichen Grundwissen in hohem Maße Bereitschaft zu Verantwortung, Einsatz und Opfer voraus — Eigenschaften, die in unserer Zeit nicht gerade am stärksten gefordert wurden. Wer Chirurg werden will, muß auch wissen, daß nicht alle fertigen Chirurgen, nicht einmal alle besonders Befähigten, die Gewähr haben, einmal selbständig klinisch arbeiten zu können, sondern u. U. auf andere chirurgische Tätigkeitsfelder, meist dann in die Praxis, ausweichen müssen. Das alles bestimmt den Umfang der Aufgaben, denen sich der angehende Chirurg unterziehen muß. Im Zeichen der Überfüllung sollten diese Erkenntnisse ein besonderer Ansporn zur Leistung sein. Dabei muß sich die Spreu so frühzeitig wie möglich vom Weizen trennen.

Das erfordert für manche eine erhebliche gedankliche Umstellung. K. SPOHN weist in seiner Präsidentenrede vom Jahre 1981 darauf hin, daß sich „in einer 40-Stunden-Woche mit Angestelltendenken und Gewerkschaftsmentalität Chirurgie weder erlernen noch praktizieren läßt."

Die Einhaltung der *Weiterbildungszeit* von 6 Jahren ist bei zunehmender Begrenzung der Arbeitszeit, Verbot von Überstunden und dem ständigen Fortschritt der Chirurgie und ihren Aufgaben immer schwieriger, meist nicht mehr möglich. Vergrößert sich dann noch die *Zahl* der *Facharztanwärter*, so wird schon die *Erfüllung des Weiterbildungskatalogs*, also der selbständig durchzuführenden Operationen, in diesen 6 Jahren unerreichbar. Tritt schließlich eine so wenig überlegte *Regelung wie die in Hessen* (ausschließliche Weiterbildung bei einem zur vollen oder wenigstens um 1 Jahr verkürzten Weiterbildung ermächtigten Chirurgen) eines Tages wirklich in Kraft, dann haben viele chirurgische Facharztanwärter gar nicht mehr die Möglichkeit, die gesamte Chirurgie überhaupt kennen zu lernen, geschweige denn einen Teil der geforderten Operationen vornehmen zu können. Die sog. „Alltagschirurgie" ist ja in den großen Kliniken kaum vertreten, weil dafür eben die kleineren Krankenhäuser zuständig sind.

Dabei kann die zu starke Konzentration auf den Operationskatalog auch zu einer *Vernachlässigung der vielen weiteren Aufgaben* führen, wie sie in den „*Richtlinien*" zur Weiterbildungsordnung fixiert sind, obwohl darin nur die wichtigsten chirurgischen Arbeitsbereiche aufgezählt werden.

Rationelle Verteilung der während der Weiterbildungszeit zu bewälti-genden Aufgaben ist deshalb vordringliches Gebot des Weiterbildungsassistenten. Das bedarf der Anleitung und kann von keinem Unerfahrenen erwartet werden. Dazu dienen auch die *Vorbereitungs-Seminare auf die Selbständigkeit in Krankenhaus und Praxis,* die der Berufsverband der Deutschen Chirurgen seit Jahren veranstaltet und die sich eines wachsen-den Interesses erfreuen.

Von besonderer Bedeutung für die Weiterbildung ist die *Zeiteintei-lung: Wie* soll ein möglichst optimaler *Weiterbildungsgang* ablaufen und *wann* soll der vorgeschriebene *Wechsel der Weiterbildungsstätte* erfolgen? Zum Ablauf des Weiterbildungsganges kann das, was über eine „Akade-mie für chirurgische Weiterbildung" gesagt wird, Anregungen geben. Zum Zeitpunkt des Wechsels empfehlen die Deutsche Gesellschaft für Chirurgie und der Berufsverband der Deutschen Chirurgen, die letzten zwei Jahre in einer großen Klinik zu absolvieren. Ob sich jedoch solche Empfehlungen bei der zunehmenden Vermassung wunschgemäß und zielgerecht durchführen lassen, wird leider täglich zweifelhafter.

Erschreckend ist die Tatsache, daß in den *Facharztprüfungen* am Ende der Weiterbildungszeit viele Kandidaten *durchfallen.* Dabei wird von kaum vorstellbaren Kenntnis- und Vorstellungsmängeln berichtet. Wenn tatsächlich nach einer mindestens 6jährigen chirurgischen Tätigkeit ein Arzt z. B. nicht einmal *eine* Komplikationsmöglichkeit bei und nach einer Leistenbruchoperation nennen kann, was ja schon zum Mindestwissen aller Studenten beim Staatsexamen gehört, dann weist das auf eine unbegreifliche Vernachlässigung der Weiterbildungspflichten des Chefs und ein besorgniserregendes Niveau des Prüflings hin.

Generell hängt vielen noch jene erniedrigende „Vorkau-Mentalität" an, die sie nur das in sich aufnehmen läßt, was ihnen vorgebetet worden ist. Dabei sollten sie spätestens jetzt bei der Masse der Nachdrängenden daran denken, daß es bereits Selbstschutz bedeutet, mehr zu wissen und zu können als andere, sich herauszuheben aus dem Bildungstiefstand. Der selbständige Weiterbildungsdrang, der in der — gegenüber früheren Generationen — ungleich größeren freien Zeit zur Wissensvermehrung, zur Horizonterweiterung führen sollte, muß wieder die zentrale Aufgabe dieser jungen Generation werden. Statt Bibliotheken leer stehen zu lassen, wie das vielfach bei uns der Fall ist, sollten sich junge Menschen auch hier ein Beispiel an ihren Altersgenossen in den USA nehmen, wo die Bibliotheken z. T. Tag und Nacht geöffnet sind und benutzt werden.

Es ist leider bezeichnend, daß immer mehr junge Ärzte bei uns nicht einmal mehr promovieren, obwohl das doch ein Armutszeugnis besonderer Art ist und sie von vornherein von jeder Konkurrenz ausschließt. Es sollte ihnen auch nicht gleichgültig sein, die eigene Unzulänglichkeit täglich vor Augen geführt zu bekommen, wenn sie ein Berufsleben lang von den Patienten mit einem Titel angeredet werden, der ihnen nicht zusteht. Die wohl abwegigste Erklärung wäre es, sich mit diesem Titel nicht auf eine höhere Stufe stellen zu wollen als der Patient. Wenn es ihnen nicht gelingt, eine sachbezogene Partnerschaft zum Patienten auf eine bessere Weise herzustellen, haben sie ihren Beruf sowieso verfehlt.

Junge Ärzte sollten sich auf einen schweren Konkurrenzkampf, auf einen ernsten Wettbewerb einrichten, in dem nur der Bessere Chancen hat. Das erfordert eine gewaltige Umstellung, wenn man geglaubt hat, mit der Zulassung zum Medizinstudium schon den erträumten Wohlstand gesichert zu haben. Auch hier sollte Beispiel die wachsende Zahl junger Leute sein, die in erfreulichem Maße bestrebt ist, sich durch Leistung aus der Masse herauszuheben.

In der Facharztprüfung werden all die Fragen des *chirurgischen Berufes* und ganz besonders die seiner *sittlichen Grundlagen* nicht einmal berührt, obwohl sie genauso zu dem gehören, was der angehende Chirurg in seiner Weiterbildungszeit lernen muß. Ihr moralischer Auftrag stellt schon gerade die jungen Assistenten vor die Aufgabe, sich in besonderem Maße um das Wohlergehen ihrer Kranken zu kümmern, wenn nötig auch außerhalb der Dienstzeit. Ein Assistent, der z. B. zum ersten Mal eine größere Operation selbst durchgeführt hat und danach nach Hause geht, ohne nachmittags oder abends noch einmal nach dem Ergehen seines Patienten zu schauen, eignet sich nicht für die Chirurgie. Und jeder Stationsarzt sollte daran denken, wie dankbar insbesondere Schwerkranke ihm sind, wenn er unerwartet noch einmal zu ihnen kommt, obwohl er keinen Dienst hat.

Es erstaunt immer wieder, wie wenig manche jungen Ärzte die elementarsten Begriffe ärztlichen Verhaltens einem Kranken gegenüber beherrschen. Sie denken nicht daran, wie Entscheidendes für Vertrauensgewinn und Erfolg ärztlicher Maßnahmen von ihrer Haltung und Einstellung den Kranken und ihren Angehörigen gegenüber abhängt. Ihr

Auftreten, ihr Äußeres, der Umgang mit dem Pflegepersonal, der Ton auf der Station, all das müssen junge Chirurgen in vielen Fällen erst während der Weiterbildungszeit lernen, weil erschreckend vielen das nicht von vornherein innewohnt.

Hier bieten sich überall weite Felder für junge Menschen, die begriffen haben, wofür sie leben wollen. Denen aber, die es in sich aufgenommen haben, wird die Faszination der Chirurgie und die Hingabe an den Beruf ein erfülltes Leben bescheren. Die chirurgische Weiterbildung wird dann zu den entscheidenden Phasen gehören.

EINE „AKADEMIE FÜR CHIRURGISCHE WEITERBILDUNG"

Unser ganzes Bildungssystem ist — wie es sich nicht zuletzt an den Durchfallquoten in der Facharztprüfung bei so primitiven Fragen zeigen ließe — von Grund auf verfehlt. Ungenügende Schulbildung und falsche Ausbildung während des Studiums verursachen Mängel, die Anlaß zu schweren Besorgnissen um die Erhaltung eines qualifizierten chirurgischen Standards sein müssen. Nicht jene sollte man im Auge haben, wie das so gern geschieht, denen die Erreichung eines hohen Levels im Blut steckt, sondern die Gesamtheit der angehenden Chirurgen. Der weiterbildende Chefarzt müßte Lücken schließen, die weit in die Schul- und Studienzeit zurückreichen und gleichzeitig umfassende Kenntnisse in der Chirurgie in ihrer ganzen Breite vermitteln. Dabei müssen viele junge Leute erst Technik und Systematik des Lernens nachholen.

In der Erkenntnis solcher zwingender Notwendigkeiten sind Ideen und Anregungen WEIßAUERS, auf die wir schon vielfach hinwiesen, die aber ohne Resonanz blieben, besonders beachtenswert. In einer als „Akademie für chirurgische Weiterbildung" bezeichneten freiwilligen Institution sollen qualifizierte, am Problem brennend interessierte Chirurgen, besonders aus der Oberarztgeneration, zunächst 4 Fragenkomplexe behandeln:

1. Einen Gesamtkatalog chirurgischer Weiterbildung
2. Einen Zeitplan der Wissensvermittlung in Parallele zum praktischen Einsatz
3. Die Qualitätsanforderungen am Ende der chirurgischen Weiterbildung

4. Eine Zusammenstellung von Hilfsmitteln:
  4.1. Literatur
  4.2. Ein eigenes wissenschaftliches System
  4.3. Audiovisuelle und andere Hilfsmittel
  4.4. Ein eigenes pädagogisches Werk.

Nur auf diesem Wege läßt sich ermitteln, welche Anforderungen an die chirurgische Weiterbildung gestellt werden müssen, um das Niveau zu erhalten und Unverzichtbares von Verzichtbarem zu trennen.

Demnach sollte zunächst der Grundstein dafür gelegt werden, *was Chirurgie heute ist*, wie weit sie mit den Nachbarfächern, insbesondere den Grundlagenfächern Anatomie, Physiologie, Innere Medizin, Biochemie etc., verbunden ist, wie weit sich die Einheit der Chirurgie aus zwingenden Gründen des Berufs erhalten läßt und was ein Chirurg im Stadium der Facharztprüfung von der gesamten Chirurgie einschließlich ihrer „Teilgebiete" kennen und beherrschen muß.

Die zweite Aufgabe sollte die *Erarbeitung von Qualitätsnormen* sein, an denen sich der angehende Chirurg Jahr für Jahr innerhalb seiner chirurgischen Weiterbildung messen sollte, von den Grundlagen der „Allgemeinen Chirurgie" beginnend bis zu den für den „Arzt für Chirurgie" notwendigen Kenntnissen und Erfahrungen in allen Bereichen der Chirurgie.

Als drittes sollten *Merkblätter* ausgearbeitet werden, die den angehenden Chirurgen in jedem Jahr ihres Weiterbildungsganges kurzgefaßte *Hinweise auf die jeweils notwendigen theoretischen und praktischen Kenntnisse,* auf durchzuarbeitende Literatur, neue Arbeiten etc. geben, mit deren Hilfe sie den Stand jedes Weiterbildungsjahres erwerben und durch Fragen an den Weiterbilder ergänzen können.

Mit dieser Arbeit sollte eine der wichtigsten Zukunftsaufgaben des Chirurgen in Angriff genommen werden, nämlich — bezogen auf die Weiterbildung — die noch völlig fehlende *Systematisierung des Weiterbildungsstoffes und die Schaffung eines Zeitplanes.*

Gleichzeitig ergibt sich hierbei die letzte verbliebene Möglichkeit, den *Zusammenhang zu den begleitenden Fachgebieten* zu vertiefen, deren Erkenntnisse der Chirurg u. U. sein Berufsleben lang braucht und laufend ergänzen muß. Schließlich ist es im Hinblick auf die Facharztprüfung zweckmäßig, einen Zeitplan zu erarbeiten, der den Anwärter nicht allein auf die zufällig anfallenden und von Krankenhaus zu Krankenhaus verschiedenen Operationen festlegt. An einer solchen Skizze können sich

Weiterbilder und Weiterzubildender orientieren. Auch den Facharztprüfern gibt sie die notwendigen *Anhaltspunkte für ihre Prüfungsfragen.*

Dem sicher zu erwartenden Einwand, daß damit eine weitere Verschulung erfolge, sollte damit begegnet werden, daß hier nur nachgeholt wird, was angesichts der explodierenden Entwicklung des Wissensstoffes unerläßlich ist.

Eine so geartete „Akademie für chirurgische Weiterbildung", die mit dem nötigen Elan ins Leben gerufen und am Leben erhalten wird, sollte eine unserer größten Zukunftssorgen zu mildern versuchen, die Entstehung eines unzulänglichen und den Anforderungen nicht gewachsenen Nachwuchses. Ihre Durchführung liegt deshalb im Interesse aller Chirurgen.

ERZIEHUNG ZUR KREATIVITÄT

Die Weiterbildung unseres Nachwuchses hat eine solche umfassende Bedeutung für die Zukunft unseres Berufes, daß wir über das Althergebrachte und seine großenteils notwendige Wiedererweckung hinaus *neue Akzente und neue Impulse* setzen müssen.

Wir stehen in der westlichen Welt staunend vor dem Phänomen Japan. Was auch der persönliche Beobachter — wie ich — in den 40er Jahren für ausgeschlossen hielt, ist nach dem Krieg erfolgt: der Aufstieg einer Nation, deren Imitationskunst damals geschätzt, deren Innovationsfähigkeit jedoch gering geachtet wurde. Nun ist Japan zu einem Vorbild an Kreativität und Phantasie geworden — Eigenschaften, die viel mehr dem deutschen Volk nachgesagt wurden.

Was sich in Japan in erstaunlicher Geschwindigkeit und Intensität entwickelte, bröckelte in Deutschland so weit ab, daß in den USA ein Buch über den „Niedergang der Bundesrepublik" erschien.

Hier ist eine Kraft entfacht worden, die ihren Grund in Faszination und Leidenschaft, in Begeisterung und Einsatzfreude geschöpft und es verstanden hat, aus Leistungsdruck *Leistungsglück* zu machen.

FRIEDRICH FÖRSTER, der Erfinder der Förster-Sonden und anderer bedeutender Techniken, weist darauf hin, daß *Kreativität erlernbar* sei — eine allzu sehr in Vergessenheit geratene Erkenntnis.

Kreativitätstests, zu denen der Amerikaner GUILFORD Originalität, Neudefinierungsfähigkeit, Problemsensitivität rechnet, sind Grundlagen dafür; affektive Wissensvermittlung, die schöpferische Fähigkeiten, Einsatzfreude, Leistungsdrang weckt, sind Wege dahin.

Das Erkennen der Eignung, das Fördern ungeweckter Kräfte, schlummernder Energien gehört zu den beglückenden Möglichkeiten wohlverstandener ärztlicher Weiterbildung. Ermutigend dabei ist, daß gerade die Chirurgie mitten im stürmischen Fortschritt und daß es dadurch möglich ist, wenigstens einzelne der zu resignativer Unlust neigenden, dahindämmernden jungen Menschen zur Stimulierung ihrer ungenutzten Eigenschaften zu verhelfen. HERAKLIT, der Philosoph von Ephesos, sagte: „Ausbildung bedeutet nicht das Füllen eines Fasses, sondern das Entfachen eines Feuers".

Die chirurgische Berufsausübung

Der Beruf des Chirurgen ist etwas, was dem Chirurgen bis zu dem Augenblick, in dem er ihn in freier Ausübung selbst betreiben darf, im Grunde fremd geblieben ist. Er hat zwar die Chirurgie erlernt, aber keinesfalls alles, was dazu nötig ist, um den Beruf des Chirurgen auszuüben. Obwohl die Chirurgen mindestens seit dem Ende des 2. Weltkrieges schwer unter ihrer eigenen Unkenntnis ihrem eigenen Beruf gegenüber gelitten haben und weiter leiden, versucht höchstens ein kleiner Teil, sich rechtzeitig, d.h. als Assistent, damit zu befassen. Es ist geradezu erschreckend, wenn immer wieder — selbst ältere Oberärzte — in den Seminaren des Berufsverbandes „Vorbereitung auf die Selbständigkeit" oder „Rechtsfragen des Chirurgen" oder „Der Chirurg als leitender Arzt" ausrufen: „Davon weiß ich ja nichts!" oder „Das habe ich ja noch nie gehört!"

Im Krankenhaus beschäftigt sich der junge Chirurg innerhalb des ganzen Komplexes der Berufsausübung meist nur mit seinen eigenen Arbeits- und Gehaltsproblemen. Wenn er dann Chefarzt werden soll, erweisen schon die Fragen, die er dem um Beratung gebetenen Berufsverband stellt — wenn er das überhaupt tut —, daß ihm seine eigene spätere selbständige Berufsausübung ein Geheimnis mit sieben Siegeln ist. Daraus ergeben sich für ihn z.T. schwere Nachteile, wenn er etwa — nur als Beispiel unter anderen — Verträge unterschreibt, ohne sich über die Konsequenzen klar zu sein. Diese auffällige Ignoranz setzt sich bei einer Menge von Chirurgen ihr ganzes Berufsleben hindurch fort. Das ganze weite Gebiet der Beziehungen des Chirurgen zu seinem Beruf soll deshalb in den nächsten Kapiteln — wenn auch nur rein schlaglichtartig — in der Sicht von heute dargestellt werden.

DIE ARBEITSSTÄTTE KRANKENHAUS

Das jetzt so komplizierte Gebilde „Krankenhaus" ist im deutschen Sprachraum relativ jung. 1727 wurde die Charité in Berlin gegründet, 1784 eröffnete in Wien das Allgemeine Krankenhaus, 1751 ein kleines chirurgisches Hospital in Dresden, 1770 folgte Frankfurt am Main, 1780 Braunschweig. Göttingen war 43 Jahre Universität, bevor es 1780 ein kleines Hospital mit 15 Betten erhielt. Noch 1805 verfügte die Universitätsklinik Tübingen nur über 15 Betten, 1872 über 39 und 1913 erst über 69 Betten. Noch 1865 warnte BILLROTH vor Einweisung zur Operation in ein Krankenhaus, weil er einen Eingriff im Privathaus für sicherer und erfolgversprechender hielt.

Erst nach Einführung der Narkose im Jahre 1856, nach den Erkenntnissen von SEMMELWEIS (1847) und LISTER (1867) begann eine Entwicklung der Chirurgie in ihrer ganzen Breite. Es entstand eine wissenschaftliche Methodik, eine Differenzierung und Terminologie als Fundament der Chirurgie. Beginn der wissenschaftlichen Chirurgie und eines Krankenhauswesens in unserem Sinne fallen also etwa zusammen.

1877, kaum mehr als 30 Jahre nach dem epochalen Ereignis der ersten Narkose, gab es im Deutschen Reich 2357 *Krankenhäuser* mit 107337 Betten, d.h. bei einer Gesamteinwohnerzahl von 41 Millionen 24,6 Betten auf 10000 Einwohner. Hundert Jahre später, im Jahre 1977, waren es 3416 Krankenhäuser mit 117,8 Betten auf 10000 Einwohner, mit 10,9 Millionen Patienten und 218,2 Millionen Pflegetagen.

Obwohl die Zahl der Krankenhäuser in diesen 100 Jahren etwa um ein Drittel anstieg, verfünffachte sich die *Zahl der Betten* (772000), wobei auf jedes Krankenhausbett etwa eine im Krankenhaus beschäftigte Person kam. Darunter waren 63000 Ärzte = 9% und von diesen 47,8% Fachärzte.

Vier Jahre später (1981) hatte sich das Bild etwas gewandelt, die rigorosen Bettenabbau-Maßnahmen als Folge der Finanzmisere begannen zu wirken. Es wurden nur noch 3189 Krankenhäuser mit insgesamt 695603 planmäßigen Betten, darunter 19,04% chirurgische, gezählt. Dagegen hatte sich die Zahl der Ärzte erheblich vergrößert: Es arbeiteten nun 74656 Ärzte hauptamtlich im Krankenhaus und 7129 als Belegärzte. 45,6% der Ärzte waren Fachärzte, davon 17,5% Chirurgen. 1981 wurden insgesamt 11,0 Millionen Kranke stationär behandelt, die Zahl der Pflegetage betrug 213,7 Millionen. Die durchschnittliche *Verweildauer* in chirurgischen Akutkrankenhäusern wurde mit 14,4 Tagen errechnet.

1982 ging die Bettenzahl auf 683 600 und die der Pflegetage auf 208 Millionen zurück. Auch die Verweildauer verringerte sich. Die Zahl der Ärzte stieg aber auf 75 600.

Schon aus diesen Zahlen ist eine Tatsache von großer Bedeutung für das Krankenhauswesen erkennbar: Das Krankenhaus ist ein *Wirtschaftsfaktor* von eminenter Bedeutung geworden. Sein Anlagevermögen beträgt 1982 etwa 100 Milliarden DM und der *Jahresumsatz* rund 35 Milliarden DM. Demgegenüber setzte die Deutsche Bundespost nur 32,7 Milliarden und die Deutsche Bundesbahn nur etwa 21,2 Milliarden DM um.

Von besonderem Interesse ist die *personelle Besetzung* der Krankenhäuser. Auf je 100 belegte Betten ergeben sich folgende Beschäftigte: 13,1% ärztlicher Dienst, 47,6% Pflegedienst, 15,8% medizinisch-technischer Dienst, 10,5% Funktionsdienst, 9,8% klinisches Hauspersonal, 18,4% wirtschaftliche Versorgung, Technik, 8,1% Verwaltung, 1,5% Sonderdienst, 0,9% Ausbildung, 4,2% Sonstige.

Die *Krankenhausleistungen* haben in den letzten 15 Jahren um mehr als 50% zugenommen, so daß heute jeder 5. Bürger der Bundesrepublik Deutschland einmal im Jahr im Krankenhaus behandelt und versorgt wird. Im gleichen Zeitraum nahm das zur Betreuung und Behandlung der Patienten benötigte Personal sogar um 75% (!) zu.

Die *Kosten* haben sich in den letzten 4 Jahren verdreifacht. In den USA haben sie sich von 1966 bis 1971 verdoppelt.

Die Bundesrepublik Deutschland wollte mit ihrem *Krankenhausfinanzierungsgesetz* aus dem Jahre 1972, oft als sogenanntes „Jahrhundertgesetz" bezeichnet, Fördermittel in ausreichender Menge für die erforderlichen Investitionen im Krankenhaus zur Verfügung stellen. Das ist jedoch nicht annähernd in benötigtem Umfang geschehen, so daß sich jetzt bereits unerledigte Anträge für Investitionsmaßnahmen in Höhe von rund 15 Millionen DM aufstauen.

Da mit einer weiteren qualitativen und quantitativen *Leistungserhöhung* im Krankenhausbereich zu rechnen ist, wird sich der *finanzielle Druck* weiter steigern. Die Fortschritte der Medizin und die wachsende Zahl älterer Mitbürger, die häufiger als junge Menschen stationäre Krankenhausbehandlung benötigen, werden diesen Anstieg unabwendbar bewirken.

Nachdem sich das Krankenhausfinanzierungsgesetz als untauglich erwiesen hatte, setzte ein langes Tauziehen um eine Neuregelung ein, die schließlich kurz vor Jahresende 1984 durch einen Kompromiß erreicht wurde.

Der wesentlichste Teil des neuen Gesetzes ist die *Herauslösung des Bundes* aus der Finanzierung der Krankenhausinvestitionen, für die öffentliche Mittel in Zukunft von den *Bundesländern* aufgebracht werden müssen. Sie übernehmen neben dieser neuen auch die alte Last, die — wie berichtet — inzwischen auf ca. 15 Milliarden aufgelaufenen, nach bisherigem Recht vom Bund zu erbringenden Investitionsmittel, die den Krankenhäusern bisher nicht zur Verfügung gestellt wurden.

Den *Krankenkassen* (auch der Privaten Krankenversicherung) werden besondere Mitwirkungsrechte bei den Investitionsplanungen auf Landesebene eingeräumt. Die *Betriebskosten* fallen den Benutzern über die *Pflegesätze* zur Last.

Eine *unmittelbare Beteiligung der Ärzteschaft* ist in der von ihr gewünschten Form im Gesetz *nicht* verankert. Sie kann nur bei der Erarbeitung von Empfehlungen für die Wirtschaftlichkeit und Leistungsfähigkeit der Krankenhäuser mitwirken.

Im Gegensatz zur bisherigen Regelung ist eine *nachträgliche reine Kostenerstattung* nicht mehr zulässig. In Zukunft sollen Investitionskostenzuschüsse der Länder und Erlöse aus den Pflegesätzen die *vorauskalkulierten Selbstkosten* eines „sparsam wirtschaftenden und leistungsfähigen Krankenhauses" decken. Werden dabei *Überschüsse* erzielt, können diese (zum Teil zweckgebunden) *thesauriert* werden. *Betriebsverluste* hat das Krankenhaus *selbst* zu tragen.

Pflegesätze werden von *den Krankenhäusern und den Krankenkassen* ausgehandelt und vereinbart. Diese Vereinbarung bedarf der *Genehmigung durch die zuständige Landesbehörde*, die jedoch nur die Rechtskontrolle ausüben darf. Für Streitfälle wird eine *Schiedsstelle* eingerichtet.

Für die *liquidationsberechtigten Krankenhausärzte* bedeutsam ist die Bestimmung, daß die Bundesregierung Vorschriften über pflegesatzmindernde *Nutzungsentgelte* der zur gesonderten Berechnung ihrer Leistungen berechtigten Ärzte an das Krankenhaus erlassen kann. Diese Nutzungsentgelte sind durch den Zusatz *„Kostenerstattung und Vorteilsausgleich"* erläutert und deshalb von der Ärzteschaft besonders zu beachten.

Es bleibt abzuwarten, ob die unter erheblichen Geburtsschwierigkeiten zustandegekommene Kompromißlösung wirklich imstande ist, den Krankenhäusern aus ihrer derzeitigen Finanzmisere herauszuhelfen und den Ärzten nicht unerträgliche Lasten aufzubürden. Es muß allerdings berücksichtigt werden, daß die schwierige Finanzlage, die die jetzige Bundesregierung vorgefunden hat, von ihr keine Zauberkunststücke erwarten lassen darf.

Die Frage verstummt nicht, ob und weshalb das Krankenhaus krank ist. Die Krankenhäuser in der Bundesrepublik Deutschland kranken, so ist immer wieder zu hören, an antiquierten Strukturen und fehlenden betriebswirtschaftlichen Ordnungssystemen (HERMANN WEBER). Notwendig sei eine Verselbständigung des Krankenhausbetriebs mit einem starken Management. Noch seien die Selbstlenkungskräfte des Krankenhauses zu schwach, um eine optimale Patientenversorgung bei gleichzeitiger wirtschaftlicher Betriebsführung sicherzustellen. Parkinson regiere noch.

Die vieldiskutierte Verweildauer wird als noch zu lang angesehen, wobei — auf die Gesamtheit der Krankenhäuser bezogen — ein eingesparter Tag (nach WEBER) bedeuten würde, daß die vorhandenen Krankenhausbetten um 36 600 Betten abgebaut werden könnten, d.h. 11 Milliarden DM wären fehlinvestiert und 421 Millionen DM könnten jährlich an Betriebskosten gespart werden.

Hauptgewicht ist auf die Selbstbeteiligung zur Senkung der Krankheitskosten zu legen. Der Anreiz zur Inanspruchnahme „kostenloser" Krankenhausleistungen verführt, wie überall dort, wo etwas nichts unmittelbar Spürbares kostet, zum Mißbrauch. Der Weg, den Patienten selbst an den Leistungen des Krankenhauses zu beteiligen, ohne diese zu beeinträchtigen, ist schwer und auch unpopulär. Aber es gibt einige bedenkenswerte Modelle.

Ebenso wichtig ist aber auch die Weckung des Selbstverantwortungsgefühls jedes einzelnen Krankenhausmitarbeiters an vernünftiger, d.h. sparsamer Betriebsführung. Die Summen, die täglich von vielen Seiten durch Unachtsamkeit, durch mangelnde Überlegung, durch sinnwidrige Routinemaßnahmen vergeudet werden, sind beträchtlich und vermeidbar. Auch das bedeutet ein Umdenken. Wer im Staat die anonyme Quelle sieht und im Staat nicht die Gesamtheit der durch ihre Steuern den Betrieb tragenden Bürger, wird kein Verantwortungsgefühl entwickeln. Nicht der Anspruch, sondern die Verpflichtung ist auch hier die Grundlage zur Gesundung.

DER ARBEITSPLATZ PRAXIS

Die chirurgische Praxis muß im wesentlichen folgenden Aufgaben dienen: Voruntersuchung, Differentialdiagnostik, Nachsorge und Rehabilitation. In diesen Funktionen ist sie also Vor- und Nachstation des

Krankenhauses. Daneben gehört zu ihren Aufgaben in beschränktem Umfang die Versorgung Frischverletzter und besonders das Ambulante Operieren. Sie bedarf deswegen einer Grundfläche, einer Einrichtung sowie einer personellen und materiellen Ausstattung wie etwa in den Ambulanzen der Krankenhäuser. All dies muß der niedergelassene Chirurg auf eigene Kosten und eigenes Risiko bereitstellen. Daraus ergeben sich Investitionskosten von DM 300 000 bis DM 500 000 und ein entsprechend hoher Aufwand für Miete oder Eigentumserwerb, für Personal, Material, für Versicherungen und weitere Unkosten. Der Einbau der Röntgenanlage erfordert besondere bauliche Veränderungen, die Anforderungen der Berufsgenossenschaften erzwingen Parterrelage oder einen Fahrstuhl. Das Gedeihen der Praxis hängt neben all dem von einer günstigen Verkehrslage ab. Sollen in der Praxis ambulante Operationen durchgeführt werden, so ergibt sich ein erheblich erweitertes Spektrum an Größe, Einrichtung und Ausstattung.

Nur die wenigsten, die über die Leistung einer chirurgischen Praxis reden, wissen etwas Genaues über den ganzen Umfang der unternehmerischen Aufwendungen, die unerläßlich sind. Deswegen kommt es so oft zu schweren Fehlbeurteilungen bzgl. der Möglichkeiten und des Ertrages.

Die völlig unzulänglichen Honorare für chirurgische Tätigkeit, die zudem wider alle Vernunft auch die Praxiskosten einschließen, also den gesamten Aufwand, den ein Chirurg unerläßlich benötigt und der den eines konservativ tätigen Arztes um ein Vielfaches übersteigt, machen eine chirurgische Praxisführung nur dann leidlich rentabel, wenn täglich viele Patienten untersucht und behandelt werden. Wir werden uns mit der wirtschaftlichen Lage des Chirurgen noch beschäftigen; hier sei nur so viel angedeutet, daß in der Regel eine chirurgische Praxis nur dann das Existenzminimum sichert, wenn nicht das Operieren im Vordergrund steht, sondern die D-Arzt-Tätigkeit. Der Chirurg muß also in den meisten Fällen gerade auf das verzichten, weshalb er Chirurg geworden ist, um von seiner Arbeit leben zu können.

Schon aus all diesen Überlegungen muß der Entschluß zur Niederlassung der von Unkundigen gern so leichthin als günstige Alternative hingestellt und empfohlen wird, sehr sorgfältig erwogen werden. Dennoch sollte im Hinblick auf die Überalterung nach den Untersuchungen von BECK für den Tüchtigen keine zu pessimistische Prognose gestellt werden.

DER KRANKENHAUSARZT

Wir haben uns hier nicht mit der chirurgisch-wissenschaftlichen Leistung des Krankenhausarztes zu beschäftigen, sondern mit den Problemen, die sich in dieser Zeit aus seinen krankenhausspezifischen Aufgaben und seinen praktischen und ethischen Berufspflichten ergeben, aus deren Vielzahl nur einige herausgegriffen werden können.

Trotz erheblicher Verschiedenartigkeit der Krankenhäuser bzgl. ihrer Größe, Aufgaben, Strukturen und Organisationsformen und dementsprechend auch hinsichtlich der Funktionen und Tätigkeitsmerkmale der Krankenhausärzte sollen einige der Grundsatzprobleme der drei Hauptgruppen von Krankenhausärzten erörtert werden.

Der Assistenzarzt

Die Probleme, die sich einem zukünftigen „AiP" stellen, sind zum großen Teil noch unbekannt oder noch ungelöst und können deshalb leider hier nicht behandelt werden.

Auch der junge Assistenzarzt, der mit den jetzigen Vorgaben seinen Dienst beginnt, steht vor einer Fülle von Fragezeichen. Mit Ausnahme einer eventuellen Famulatur und des „Praktischen Jahres", bei dem er — schon wegen der Überfüllung — nicht immer in den erwarteten Kontakt mit Kranken kommen konnte, ist ihm die ärztliche Aufgabe weitgehend fremd. Das war schon immer nicht viel anders, auch zu Zeiten, als die Ausbildung zum Arzt sinnvoller verlief. Aber früher brachte der Anfänger eine ganz andere Vorbereitung auf die ärztliche Tätigkeit mit. Jetzt ist er u. U. bewandert in theoretischen Fragestellungen, aber das aus vielen Komponenten zusammengesetzte *Krankheitsgeschehen*, mit dem er nun konfrontiert wird, *ist ihm oft unbekannt*. Er ist darauf kaum vorbereitet, kann die erlernten Fakten nicht zusammenfügen und deswegen vielfach erschreckend hilflos.

Er wird dann oft schon ganz allein zu einem Verfahren verleitet, das sich leider eingebürgert hat. Er läßt vor der Untersuchung eines neuen Patienten erst einmal eine ganze *Fülle von technischen Untersuchungen* ablaufen, ohne zu wissen, welche von ihnen wirklich notwendig ist. Er denkt nicht daran, daß das auf die Dauer der sicherste Weg ist, das Krankenhaus unbezahlbar zu machen, und daß er damit dem Kranken den abwertenden und abschreckenden Eindruck der Apparate-Medizin vermittelt. So sehr ein solches Vorgehen im Einzelfall angebracht sein mag, als Regelverfahren ist es unärztlich und unwirtschaftlich.

Neben die Unfähigkeit, sich vorweg selbst ein Bild von der zu beurteilenden Krankheit zu machen und technische Untersuchungen dann *gezielt* einzusetzen, tritt für ihn die Sorge, etwas *übersehen* zu können und vielleicht auch schon der Gedanke, wegen der Unterlassung einer vollständigen Abklärung eines Tages *rechtlichen Sanktionen* ausgesetzt zu werden. Hinzu kommt natürlich, daß es immer wieder den berühmten Ausnahmefall gibt, der nur durch das Filter einer umfassenden Untersuchung entdeckt wird.

Das Verhalten junger Ärzte ist nicht erstaunlich. Sie haben mit großer Wahrscheinlichkeit bis dahin kaum etwas genaues über *Kostenprobleme im Krankenhaus* gehört. Manche haben sich selbst wenig Gedanken darüber gemacht, woher eigentlich das Geld kommt, das sie für ihr Studium, für sich selbst forderten. Wozu sind denn die vielen ärztlichen Hilfsmittel da, wenn man sie nicht anwenden soll? Im Zeitalter des Computers sollte man nicht Kopfrechnen üben müssen. Diese irreführenden Gedanken liegen jungen Menschen unserer Zeit so nahe, daß man sie neben dem ärztlichen auch zu wirtschaftlichem Denken erst erziehen muß. Das auch in ihrem eigenen Interesse, weil sie sonst verleitet würden, bei späterer Selbständigkeit ähnlich zu handeln und sich damit größten Schwierigkeiten auszusetzen.

Gerade die sorgfältige Beschäftigung mit *Anamneseerhebung und Untersuchung des Kranken* ist die erste, für das Urteil des Patienten oft entscheidende Berührung. Der Kranke erwartet und hat Anspruch darauf, Mittelpunkt zu sein. Der Arzt hat sich nach ihm zu richten und nicht umgekehrt. *Der Kranke ist im Krankenhaus der König.* Das gehört zu den Grundgesetzen, nach denen sich der Arzt vom ersten Tag ab zu richten hat. Verstößt insbesondere der junge Arzt dagegen und benimmt er sich einem Patienten gegenüber so wie viele Altersgenossen sich untereinander zu benehmen pflegen, kann das für den Kranken unerträglich werden.

Der *Ton auf der Station* wird weitgehend vom Stationsarzt bestimmt; von ihm hängt es ab, ob der Kranke sich wohl fühlen kann oder ob er unter Lärm und vielen anderen Unzuträglichkeiten leiden muß. Auch den Schwestern und anderen Pflegekräften gegenüber muß der Stationsarzt Autorität besitzen. Das sollte in sehr menschlicher Weise zum Ausdruck kommen, keinesfalls aber im gegenseitigen Du-Sagen. Dann werden seine Anordnungen nicht ernst genug genommen.

32

Es ist eine große Beruhigung, daß Betreuung, Fürsorge, menschliche Zuwendung noch immer zu den wichtigsten Aufgaben zählen, die sich auch junge Assistenten selbst stellen. Ihnen obliegt es ja, daß der Kranke Vertrauen gewinnt. Das kann er nur, wenn der Arzt auf ihn eingeht. Das kostet nicht — wie so oft vorgebracht — enorm viel Zeit, sondern nur die Fähigkeit, zuhören zu können und ein Gespräch zu lenken. Der Assistent ist ja zunächst der einzige Ansprechpartner des Kranken und jeder Kranke hat viele Fragen, die er zuverlässig beantwortet haben möchte.

Die *Dokumentation* alles dessen, was der Assistent vom Kranken hört, was er bei ihm feststellt, was er veranlaßt, ggf. warum er es veranlaßt hat, das Ergebnis des Aufklärungsgesprächs, das Narkose- und Operationsprotokoll, der Nachbehandlungsablauf mit allen markanten Einzelheiten ist für den Kranken und u.U. auch für den Arzt später von großer Bedeutung. Die *Führung der Krankengeschichte* ist deshalb eine besonders wichtige Aufgabe, so lästig, zeitraubend und störend sie auch von jedem Assistenten zu allen Zeiten empfunden wurde. Welche Folgen aber kann es haben, wenn sich später etwas nicht mehr beweisen läßt, und wer will voraussehen, ob diese Frage gerade in diesem Fall auftritt oder nicht?

Der Assistenzarzt bekleidet eine *Durchgangsposition*. Sie ist auf eine bestimmte Zeit begrenzt, innerhalb derer der junge Arzt so viel wie möglich lernen soll. Um einen möglichst breiten Überblick über das gesamte Gebiet der Chirurgie zu erwerben, muß er nach einem festgelegten System *rotieren*. Diese Rotation ist die Grundlage einer umfassenden Unterrichtung. Sie darf nicht irgendwo stocken, weil der Assistent sich dort besonders interessiert gezeigt hat, sondern sie muß alle Bereiche der Chirurgie umfassen, nicht zuletzt auch die Intensivmedizin. Je strenger dieser Rundlauf durchgeführt wird, desto mehr profitiert der Assistent.

Außer dem Umgang mit den Kranken muß der Assistent in dieser Position auch den *Umgang mit anderen Ärzten*, anderen Abteilungen oder Kliniken, besonders aber den Umgang mit den einweisenden und anschließend wieder aufnehmenden Ärzten lernen. Auch hier ist es natürlich eine Erziehungsfrage, daß sich der Assistent aus der sicheren Warte der Klinik nicht überheblich gegenüber dem niedergelassenen Arzt benimmt und daß er ihn *sofort* nach Entlassung eines Kranken über alles informiert, was der aufnehmende Arzt vom Kranken wissen muß. Die *Zusammenarbeit zwischen Krankenhaus und Praxis*, einer der Pfeiler des Gesundheitswesens, beginnt hier.

Es wird oft behauptet, und manche Befragungen bestätigen das leider, daß sich hier eine besonders empfindliche Bruchstelle ergibt. Sie kann nur dann entstehen, wenn der eine vom anderen wenig weiß, wenn insbesondere der Assistenzarzt nie eine chirurgische Praxis von innen gesehen hat, den Betrieb in einer solchen Praxis nicht kennt und nicht weiß, unter welchen Voraussetzungen sie arbeiten muß. Zu diesen Voraussetzungen gehört die genaue Information über den Patienten, die ohne Zeitverlust von der Praxis zum Krankenhaus und vor allem in umgekehrter Richtung laufen muß. Dazu gehört natürlich, daß der Krankenhausassistent in ständiger Verbindung zu den einweisenden und aufnehmenden Ärzten steht und sie ebenso bei unklaren Vorbefunden wie vor allem bei der Entlassung eines Patienten kontaktiert. Meine wiederholten Aufforderungen zu laufenden Zusammenkünften zwischen den Krankenhaus- und den niedergelassen Chirurgen haben leider zu wenig Widerhall gefunden. Dort aber, wo sie zur regelmäßigen Einrichtung wurden, haben sie sich für beide Teile, vor allem aber für die Patienten, segensreich ausgewirkt (SCHWENCKE).

Wer — zumal in dieser Zeit der Überfüllung des Berufs — seine Arbeitszeit streng an Dienststunden koppelt und nicht bereit ist, im Interesse seiner Kranken, aber auch seiner eigenen Fortbildung, Freizeit auch einmal zu opfern, wenn das nötig ist, wird im Konkurrenzkampf erliegen und wird nicht die richtige Einstellung zu seinem Beruf finden. Was da in einem kürzlich veröffentlichten Leserbrief von Prof. Dr. med. H. FÖRSTER, Frankfurt, zu lesen ist, charakterisiert einen jungen Menschen, der den Sinn seines Berufes nicht verstanden hat und lieber anderen Steuerzahlern zur Last fallen will als das Mindestmaß dessen zu leisten, was im Berufsleben verlangt werden muß: Ein seit 8 Monaten *arbeitsloser* Jungakademiker lehnt eine Promotionsstelle mit der Möglichkeit, bei Bewährung einen 3-Jahres-Vertrag zu erhalten, mit folgender Begründung ab: „Sie fordern ... eine Arbeitszeit von 7.45 Uhr bis 16.45 Uhr. Trotz meiner Bereitschaft, meine Arbeit zu tun, fühle ich mich nicht in der Lage, Ihre Forderungen bzgl. der Arbeitszeit auf Dauer zu erfüllen, da ich keine Zeit mehr sehe, mein Privatleben aufrechtzuerhalten." Ab 16.45 Uhr hat er nicht genug Zeit zum Privatleben!

Die Souveränität eines akademischen Berufes sollte grunsätzlich eine *sehr flexible Arbeitszeit* ermöglichen. Das würde die unbedingte Bereitschaft zur vollen Erfüllung der Arbeitsaufgaben ohne Rücksicht auf Zeit erfordern und damit natürlich auch den Verzicht auf Überstunden, die es früher nie gegeben hat, aber ebenso selbstverständlich auch die Möglichkeit, nach restlos getaner Arbeit auch einmal nach Hause gehen zu können, ohne Dienstzeiten abzusitzen. Es ist mir klar, daß eine solche

Regelung nur bei unbedingt zuverlässigen, nicht an Auf- oder Gegenrechnungen denkenden, nur ihrer Arbeit verpflichteten Mitarbeitern möglich ist. Die einem reinen Arbeitnehmerdenken konträr gegenüberstehende Freiheit der eigenen Zeiteinteilung würde die Verantwortung stärken, die Selbstdisziplin stimulieren, dem Kranken das Gefühl der Sicherheit geben und wegen der Konzentration der Arbeit im Grunde keine längere Arbeitszeit erfordern als sie im ärztlichen Beruf erwartet werden muß. Da jedoch die Arbeitnehmermentalität bei uns bereits so weit eingenistet ist, muß allerdings angenommen werden, daß auf der einen Seite eine Ausnutzung der gewährten Freiheit befürchtet werden würde und auf der anderen Seite eine Ausbeutung der Arbeitskraft. Erfolgt hier im Angesicht der immer schwierigeren Finanzsituation im Gesundheitswesen nicht eine grundlegende Abkehr vom Arbeitszeitdenken, dann führt der Weg unaufhaltsam in die dann auch offizielle Sozialisierung. Vielleicht hat die mit ganz anderem Ziel in Gang gesetzte Vermassung ganz allmählich einen nicht erwarteten positiven Effekt. Da und dort ist ein Umdenken bei jungen Leuten erkennbar.

Der Oberarzt

Die Größe des Krankenhauses bestimmt Stellung und Aufgabe des Oberarztes. In der Regel hat auch er eine *Durchgangsposition*. Er muß nach angemessener Zeit seinen Platz einem Nachrückenden freimachen. Das könnte sich nur dann ändern, wenn in dem Krankenhaus, in dem er tätig ist, keine chirurgische Weiterbildung möglich ist und er deshalb als alleiniger und ständiger Vertreter seines Chefs eine Dauerstellung innehat.

Wenn er nicht bereits mit dem Auftrag eingestellt ist, ein bestimmtes chirurgisches „Teilgebiet" abzudecken, wofür er vorher bereits die „Teilgebiets"-Bezeichnung erworben haben muß, steht er vor der Wahl, sich entweder, soweit wie möglich, auf dem Gesamtgebiet der Chirurgie kompetent zu halten, oder ein „Teilgebiet" anzusteuern.

Es ist unerläßlich, daß für kleine und mittlere Krankenhäuser auch in der absehbaren Zukunft *Chirurgen ohne Spezialisierung* zur Verfügung stehen. So schwer diese Forderung erfüllbar ist und erfüllbar wird, so unverzichtbar ist sie, so lange die jetzige Krankenhausstruktur beibehalten wird. Und das wird noch lange Zeit unveränderbar sein.

Solche Chirurgen werden auch weiterhin nur aus gut geleiteten kleineren Krankenhäusern kommen. Je größer das Krankenhaus, um so spezialisierter ist es. Aus einem spezialisierten Krankenhaus werden immer weniger Universalchirurgen hervorgehen können. Das ist einer der Gründe, weshalb immer wieder Chirurgen scheitern, wenn sie aus ihrer Spezialisierung heraus plötzlich mit der Leitung einer gesamtchirurgischen Abteilung betraut werden — ein Ereignis, das sich in erschreckendem Umfang mehrt. Deswegen muß dieses Problem bei der Heranbildung des chirurgischen Nachwuchses ständig präsent bleiben.

Der auf ein „Teilgebiet" spezialisierte Oberarzt wird deswegen in erster Linie eine eigene „Teilgebiets"-Abteilung anstreben müssen. Eine wichtige Ausnahme bildet dabei die „Unfallchirurgie". Wir werden darauf später noch eingehen. Auch der Chirurg, der Chef einer gesamtchirurgischen Abteilung werden will, sollte nach meiner Erfahrung das „Teilgebiet" Unfallchirurgie erworben haben, weil die Unfallchirurgie ein so wichtiger Teil der Gesamtchirurgie ist, daß der Chef einer kleineren chirurgischen Abteilung auch die Unfallchirurgie beherrschen muß. Im übrigen gilt natürlich der alte Grundsatz: Niemand kann *Spezialist* sein *und* die *ganze* Chirurgie für sich in Anspruch nehmen wollen.

Der Oberarzt ist als *Vertreter des Chefs* weitgehend für den *inneren Betrieb der Abteilung zuständig* und ist die erste Anlaufstelle für die Assistenten mit ihren Fragen. Er braucht deshalb bei aller Menschlichkeit im Umgang mit den Mitarbeitern *Autorität,* die sich nicht im Gehabe, sondern in der Sicherheit seiner Entscheidungen und Handlungen ausdrückt. Besonders gefordert ist auch *intensivmedizinische Kompetenz.*

Seine Funktion als *Konsiliarius* verlangt fachliches Können sowie persönliche und ärztliche Anerkennung bei den Ärzten und Patienten der anderen Fachabteilungen. Auch die *Beherrschung von Krankenhausfragen* wird von ihm verlangt, und zwar über die seines eigenen Krankenhauses hinaus auch die der Grundsatzprobleme des Gesundheitswesens. Sonst wird er als Partner — etwa in der Vertretung seines Chefs — nicht ernstgenommen und von Informierteren, z.B. in der Verwaltung, überspielt.

Es ist die beste Vorbereitung auf die eigene Selbständigkeit, neben der natürlich herausragenden Fachkompetenz, die Kunst des Umgangs mit Kranken, aber auch mit den Arzt-Kollegen, zu erlernen und sich zielstrebig auf die Fragen des Krankenhausmanagements vorzubereiten.

Der Chef

Alles, was über die Aufgaben der anderen Ärzte bereits gesagt wurde, gilt cum grano salis natürlich in erster Linie für den leitenden Krankenhausarzt. Seine Stellung wird im gleichen Tempo schwieriger, in dem Zahl und Qualität der ihm vom Krankenhausträger aufgebürdeten Aufgaben wachsen. Immer weiter entfernt sich seine Position von der unangefochtenen früherer Generationen. Für immer mehr wird er verantwortlich gemacht und immer weniger Zeit steht ihm dafür zur Verfügung. Dabei muß er stets eines bedenken: *Von seiner Leistung hängt der Ruf des Krankenhauses ab.*

Seine ärztliche Entscheidungsgewalt ist nur dann unangefochten, wenn sie in jeder Weise auf dem besseren Wissen und Können basiert — eine schwer erfüllbare Voraussetzung. Das erstreckt sich sowohl auf seine interne Arbeit im chirurgischen Bereich gegenüber den Kranken, gegenüber Ärzten und Pflegepersonal, als auch gegenüber dem Krankenhausträger und der Verwaltung. Hier zeigt sich, was er auf dieser gesamten Palette in seinen Lehrjahren erlernt hat. Das aber muß er auch beweisen können.

Im wissenschaftlich- und praktisch-chirurgischen Bereich muß er das unantastbare Vorbild sein. Bietet er nur eine Fassade, bröckelt sie sehr schnell ab. Was da von ihm verlangt wird, macht sich mancher Bewerber um eine solche Position nicht klar. Es hilft ihm nicht mehr, wie das früher eher denkbar war, die Position, die Rolle. Er wird sehr schnell durchleuchtet; nur Solidität wird akzeptiert.

Neben seiner chirurgischen Kompetenz wird vieles von ihm verlangt, was er vorher nie bewußt erlernt hat. Es ist seit altersher eine innere Diskrepanz, daß der Arzt gerade das, wonach er am meisten gemessen wird, sein Verhalten gegenüber Kranken und Mitarbeitern, nie richtig lernen konnte. Ich entsinne mich, wie ich eines Tages als junger Arzt meinem von mir hochverehrten chirurgischen Lehrer die Frage stellte, weshalb eigentlich gerade das in der Ausbildung des Arztes völlig ausfällt. Er sah mich geradezu entsetzt an und sagte, der gute Arzt habe das mit auf die Welt gebracht. Leider kann das jetzt schon gar nicht mehr gelten, weil man immer weniger voraussetzen kann.

Die Skala des Verhaltens des Chefs gegenüber seinen ärztlichen Mitarbeitern reicht von der chirurgischen Weiterbildung in ihrem gesamten Umfang über den Umgang mit den Kranken, den anderen Ärzten und den Schwestern bis zur Erziehung zum Arzt in seiner ganzen sittlichen

Tiefe. Sie erfordert Ausgeglichenheit, menschliches Verständnis und strenge Güte. Pflichtvergessenheit und Schlendrian dürfen nicht einreißen; sie sind kaum wieder zu beseitigen. Es ist sehr viel, was da von einem leitenden Arzt verlangt wird. Und er muß sich stets im klaren sein, daß er von vielen Seiten mit Argusaugen beobachtet wird. Jede Schwäche kann gefährlich für ihn sein. Beispiele dafür gibt es leider nicht wenige.

Die Fälle, in denen *mangelnde Kooperation mit den anderen leitenden Ärzten* — manchmal vom Chirurgen gar nicht richtig bemerkt — zu Dissonanzen, später gelegentlich sogar zu offenem Widerspruch und zur Verweigerung weiterer Zusammenarbeit führt, lassen deutlich erkennen, welchen Wert der leitende Chirurg gleich von seinem Dienstantritt an auf *kollegiale Zusammenarbeit* mit den anderen Fachvertretern legen sollte. Hier spielen neben der fachlichen Problematik menschliche Dinge naturgemäß eine besondere Rolle. Das ist natürlich in vielen anderen Berufen auch so, die Rolle des Chefarztes neben gleichrangigen Ärzten anderer Fachgebiete hat jedoch eine besondere Note. Er ist Konsiliarius, manchmal aber auch Konkurrent. Er ist Berater und kritischer Beobachter zugleich. Das setzt nicht nur fachliche, sondern auch menschliche Integrität voraus. Wie schlüpfrig dieses Terrain ist, weiß jeder Krankenhausarzt. Um so mehr muß Selbstbewußtsein mit äußerster Selbstkritik verbunden sein.

Persönliche Bescheidenheit zeichnet meist gerade den Qualifiziertesten aus. Schwierig wird das dann, wenn es sich um die entschiedene Vertretung der chirurgischen Interessen handelt. Sie erfolgt am wirksamsten durch die Überzeugungskraft der Argumente. Sie darf nicht in einen persönlichen Konflikt ausarten. Das ist aber oft leichter gesagt als getan. Intrigen — leider immer häufiger ins Krankenhaus hineingetragen — sollten schnellstens durch kollegiales Zusammenwirken bekämpft werden. Auch das kann oft sehr schwierig werden.

Immer wieder kann der Beobachter feststellen, welche Rolle die Erziehung spielt. Daraus ergibt sich die enorme *Erziehungsverpflichtung des Chefs gegenüber seinen Mitarbeitern*, oft eine der wichtigsten Hilfestellungen, die ein guter Chef seinen Schülern mit auf den Berufsweg geben kann. Hier steht die Anleitung zu Disziplin und Selbstdisziplin an oberster Stelle, weil in kaum einem anderen Beruf diese Grundpflichten eine größere Bedeutung haben als in der Chirurgie. Die ethischen Aufgaben, die sich dem leitenden Arzt an erster Stelle, aber auch allen anderen im Krankenhaus Tätigen stellen, sollen an anderer Stelle eingehend besprochen werden.

Die Position des leitenden Krankenhausarztes basiert auf seinem *Chefarztvertrag*. Die Fragen des Dienstvertrages werfen so viele Probleme auf, daß es unverantwortlich wäre, wenn sich ein Chirurg erst dann darum kümmert — wie das leider fast ausnahmslos passiert —, wenn er selbst zur Wahl zum Chefarzt steht. Geht er ahnungslos in die Verhandlungen, erhält der Vertragspartner, meist der Krankenhausträger, ein solches Übergewicht, daß die chirurgische Verhandlungsposition schwach ist.

Leider verschlechtern sich die Vertragsangebote laufend. Das dokumentiert einen ständigen Ansehensverlust des Arztes, der noch dadurch beschleunigt wird, daß sich immer wieder Ärzte finden, die jeden Vertrag unterschreiben, und mag er noch so Ungünstiges enthalten. Besonders übel ist es, wenn der Krankenhausträger einen fertigen Vertrag schickt und den Bewerber schon vor der Vorstellung auffordert, diesen Vertrag gegebenenfalls wörtlich zu akzeptieren; er sei *nicht verhandlungsfähig*. Wo ist die Vertragsfreiheit geblieben! Immer weniger tritt in Chefarztverträgen das Bild des Chefarztes als eines wesentlich Mitgestaltenden, als dessen, der den Ruf des Krankenhauses bestimmt, hervor, sondern das Bild eines zu Dienstleistungen laufend wachsender Art Verpflichteten. Manchmal ist der Eindruck unübersehbar, daß der Krankenhausträger so viel wie möglich aus dem Chefarzt herauspressen möchte, dabei aber erwartet, daß der so Behandelte und Eingestufte das ganze Gewicht seiner Persönlichkeit, seines Wissens und Könnens, seiner Verantwortlichkeit und Zuwendung jedesmal in die Waagschale wirft. Die permanente Abwertung der ärztlichen Stellung erschwert immer mehr die Schaffung vertrauensvoller Verhältnisse zwischen Krankenhausleitung und Chefarzt. Wenn anstelle von „Knebelverträgen" wieder mehr Verträge gegenseitigen Vertrauens treten würden, wäre eine ganz andere Basis geschaffen, auf der menschliche Zusammenarbeit gedeihen könnte. Statt dessen weitet sich die Vertragsgestaltung immer mehr zu einem Komplex aus, über den ganze Bücher geschrieben werden. Aus dieser Fülle von Fragen hier nur einige wenige:

Chefarztverträge sollen — wie SIEGMUND-SCHULTZE in seinen anwaltlichen Beratungen und in seinen Vorträgen in den Seminaren des Berufsverbandes der Deutschen Chirurgen immer wieder zum Ausdruck bringt — nach dem Prinzip der *Vertragsfreiheit* ausgehandelt werden. Da schon setzt — wie dargestellt — die erste Schwierigkeit ein, wenn der Vertrag von vornherein diktiert wird. Der BAT findet in der Regel keine Anwendung. Besonderer Wert ist darauf zu legen, daß nichts zu „Dienstaufgaben“ gerechnet wird, was der *freiberuflichen Nebentätigkeit* des Chefarztes zugehört (z. B. die kassenärztliche Notfallambulanz). Auch die turnusmäßige Teilnahme des leitenden Arztes am *Bereitschaftsdienst und an der Rufbereitschaft gehört nicht zu den Dienstaufgaben*, es sei denn, die Mitwirkung des Chefarztes daran ist ausdrücklich vertraglich vereinbart. In der Regel ist der leitende Arzt davon ebenso freizustellen wie von festen Dienstzeiten. Dafür hat er im Bedarfsfall zur Verfügung zu stehen.

Ein *Angestelltenverhältnis* ist dem Beamtenverhältnis vorzuziehen, weil es dem Chefarzt größere Bewegungsfreiheit gewährt. Die *Vergütung* im dienstlichen Aufgabenbereich sollte nach der höchsten Stufe des BAT erfolgen bzw. in Anlehnung an beamtenrechtliche Grundsätze nach A 16 oder B 2.

Auf jeden Fall sollte es strikt abgelehnt werden, dem Krankenhausträger das *ärztliche Liquidationsrecht* zu übertragen. Das ist ebenso abzulehnen wie eine *Festvergütung*. Das persönliche Liquidationsrecht sollte *nur* dem Arzt zustehen, der allein imstande ist, den Umfang seiner Leistung einerseits und die wirtschaftliche Lage seines Patienten andererseits richtig zu beurteilen. Das ärztliche Liquidationsrecht sollte besonders sorgfältig und behutsam ausgeübt werden.

Aus den zahlreichen weiteren gefährlichen Vertragsproblemen sei besonders die sog. *„Entwicklungsklausel“* herausgehoben. Wenn im Chefarztvertrag dem Krankenhausträger das Recht eingeräumt wird, ohne Zustimmung des leitenden Chirurgen weitere chirurgische Abteilungen einzurichten oder Chirurgen neben ihm als Chefärzte anzustellen, so kann das zu schweren Arbeitsbehinderungen und zu Störungen des Krankenhausfriedens führen. Deswegen sollte dem leitenden Arzt vertraglich das Recht zugebilligt werden, an solchen Veränderungen grundsätzlicher Art mitwirken zu können. Selbst bei Berücksichtigung des „Herrn-im-Hause-Standpunkts“ des Krankenhausträgers ist es eine Frage der Achtung der Person, der Würdigung der Leistung und der speziellen Kenntnisse des leitenden Arztes in diesen Krankenhausfragen, ihn dabei nicht einfach zu übergehen. Auch im ambulanten Bereich sog. „Institutsleistungen“ zu erbringen und damit die Nebentätigkeitserlaubnis des Chefarztes einzuschränken, kann nicht akzeptiert werden. *Befristete Chefarztverträge*, Zeitverträge o. ä. sind nach geltender Rechtsprechung des Bundesarbeitsgerichts unzulässig, weil es sich bei der Chefarztstelle um eine Lebensstellung handelt. Nach Ablauf der Probezeit kann eine Kündigung nur aus „wichtigem Grund“ erfolgen.

Die oft festzustellende *Ahnungslosigkeit in solchen Zukunftsfragen* lassen in der Öffentlichkeit den Eindruck entstehen, der Arzt verdiene sowieso so viel, daß er auf solche Verträge keine besondere Aufmerksamkeit zu vergeuden brauche, oder er lege überhaupt keinen Wert auf eine vertragliche Absicherung seiner beruflichen Existenz.

Ein Problem besonderer Art hat sich daraus ergeben, daß eine *Beteiligung der an der speziellen Leistung mitwirkenden ärztlichen Mitarbeiter am Erlös des Chefarztes* stellenweise durch Gesetz geregelt wurde. Daß die Bundesärzteordnung das vorschreibt, ist im Rahmen des ärztlichen Selbstbestimmungsrechts angemessen. Daß aber sog. „Poolregelungen" erfolgen, bei denen auch ganz unbeteiligte Ärzte, auch solche, die nicht etwa durch ihre Arbeit die Beteiligung anderer an der Tätigkeit des Chefarztes erst ermöglichen, nach Maßgabe des Krankenhausträgers partizipieren, entspricht nach meiner Auffassung nicht dem Sinn einer Vergütung für das Zustandekommen einer speziellen Leistung.

Kollegiale Leitung — eine Zukunftsidee?

Die Vorstellungen junger Krankenhausärzte, gemeinsam mit einem ihnen bekannten und vertrauten Kollegen die Leitung einer kleinen Krankenhausabteilung zu übernehmen, sind verständlich und bedenkenswert. Zwei Partner, die sich gut verstehen und etwa die gleichen chirurgischen Bedingungen erfüllen, leiten gemeinsam eine kleine chirurgische Abteilung, jeder mit den gleichen Aufgaben, mit gleichen Rechten und Pflichten, ohne strenge Arbeitsteilung innerhalb der Abteilung. Einer vertritt den anderen bei Kongreßbesuch, bei Urlaub, bei Krankheit. Jeder erhält das gleiche Gehalt wie der andere, die Privateinnahmen werden geteilt.

Innerhalb dieser Konstruktion kann es eine Variante geben, die noch unter den Begriff „Kollegialsystem" fällt, wenn die Leitung der Abteilung von beiden Partnern gemeinsam getragen wird. So kann der Schwerpunkt der Tätigkeit des einen etwa die Bauchchirurgie, die des anderen die Unfallchirurgie sein. Da sie sich aber gegenseitig voll verantwortlich vertreten können müssen, darf keine strenge Trennung vorgenommen werden, sondern es muß sich um eine gemeinsame Tätigkeit handeln, innerhalb deren sich *zeitweilig* der eine mehr einem umgrenzten Teil der Chirurgie widmet, der andere dem anderen Teil. Jeder haftet für sich und gegebenenfalls seine ihm im Haftungsfall unterstehenden Mitarbeiter.

Die Einkommensverhältnisse werden so geregelt, daß — etwa unter besonderen Umständen durch Verzicht von Abgaben seitens des Krankenhausträgers, der dafür einen Oberarzt einspart, und der Vergütung der Bereitschaftsdienste und Überstunden seitens der beiden leitenden Ärzte — jedem der beiden Ärzte das gleiche Bruttoeinkommen gewährleistet wird wie den Leitern der anderen Krankenhausabteilungen.

Für die praktische Durchführung lassen sich — ohne auf Einzelheiten einzugehen – etwa folgende Grundsätze fixieren (SIEGMUND-SCHULTZE):

1. Dem Krankenhausträger gegenüber erhält jeder der beiden Partner die Rechtsstellung eines leitenden Krankenhausarztes.
2. Im Interesse der Erhaltung der Einheit der Chirurgie erfolgt keine Trennung der chirurgischen Aufgaben. Jeder der Partner bleibt vielmehr für das gesamte Gebiet Chirurgie zuständig. Dessenungeachtet können beide leitenden Ärzte sich im Turnus in der Betreuung der chirurgischen Schwerpunkte, der Bauchchirurgie und der Unfallchirurgie, abwechseln.
3. Jeder der beiden leitenden Krankenhausärzte schließt mit dem Krankenhausträger einen Dienstvertrag. Beide Dienstverträge haben den gleichen Wortlaut.
4. Der Krankenhausträger garantiert jedem die gleichen Dienstbezüge wie den leitenden Ärzten der anderen Fachabteilungen.
5. Der Krankenhausträger gewährt jedem der leitenden Ärzte das Liquidationsrecht.
6. Die administrative Leitung der Abteilung nach außen wechselt alle halben Jahre.
7. Abgaben an den Krankenhausträger aus den Erträgen privatärztlicher Tätigkeit entfallen, soweit sich derartiges mit dem Krankenhausträger vereinbaren läßt. Andererseits werden vom Krankenhausträger Bereitschaftsdienst- oder Überstundenvergütungen nicht gezahlt.
8. Bei Meinungsverschiedenheiten der beiden leitenden Ärzte untereinander entscheidet der Berufsverband der Deutschen Chirurgen. Beide Ärzte erkennen die Entscheidung als verbindlich an.
9. Bei Ausscheiden eines der beiden leitenden Ärzte wird über die Nachfolge nur im gegenseitigen Einvernehmen zwischen Krankenhausträger und dem verbleibenden leitenden Arzt entschieden.

Werden die Kompetenzen — etwa in der ständigen Leitung einer *Unter*abteilung für Bauchchirurgie und einer für Unfallchirurgie – aufgeteilt, so sprengt das — streng genommen — den Grundsatz des Kollegialsystems. Es entspricht aber solange den damit im allgemeinen verbundenen Vorstellungen, als *nach außen nur einer* der leitenden Ärzte die Abteilung vertritt. Führt die Trennung zu zwei Abteilungen, etwa für Bauchchirurgie und für Unfallchirurgie, so besteht *kein Kollegialsystem mehr,* auch wenn die Leiter der Abteilungen sich gegenseitig vertreten.

Die Form der Zusammenarbeit im Kollegialsystem setzt volle fachliche und menschliche Übereinstimmung der beiden Partner voraus. Treten Spannungen auf, so bröckelt das gegenseitige Vertrauen ab, die Atmosphäre wird verkrampft und gelegentlich sogar vergiftet. Menschliches, allzu Menschliches, auch zwischen den Ehepartnern, können eine anfänglich einträchtige Verbundenheit zerstören. Unterschiedliche Beurteilung fachlicher Probleme, Haftungsfragen gegenüber Patienten und Krankenhausträger können Zwiespalt in die Gemeinschaft tragen. Eine Situation von besonderer Sprengkraft kann dann entstehen, wenn einer der beiden Partner ausscheidet und der Nachfolger sich nicht einfügt.

Die Erfahrungen lehren, daß eine ganz besondere Bereitschaft zur Kooperation die Voraussetzung für das Gelingen dieses Experiments ist. Es ist so lange ein Experiment, als bei uns junge Menschen noch zu wenig auf solche Formen der Zusammenarbeit hin erzogen werden, die nur dann gedeiht, wenn alle Beteiligten unbedingt loyal, verzichtsbereit und kameradschaftlich denken und arbeiten.

Der experimentelle und der „theoretische" Chirurg

Die experimentelle Chirurgie, die sich — wie BRENDEL es ausdrückt — aus dem Vakuum zwischen klinisch orientierter und theoretischer Forschung entwickelte, wird in der Bundesrepublik Deutschland in Abteilungen praktiziert, die bis auf wenige Ausnahmen nicht von Vollchirurgen geleitet werden. Die unerläßliche Zusammenarbeit mit Grundlagenforschern aus den Nachbargebieten der Chirurgie steht im Vordergrund, so daß auch Vertreter dieser Fächer zu Leitern experimentell-chirurgischer Abteilungen geworden sind. BRENDEL stellt fest, daß die „zwischen Theorie und Klinik stehende experimentelle Chirurgie noch keine Heimat" habe. „Einerseits gehört sie zur Chirurgie und muß der angewandten, klinikorientierten Forschung den Vorrang geben. Andererseits hat die experimentelle Chirurgie viele Berührungspunkte mit den medizinischen Grundlagenfächern wie Physiologie, Biochemie, Immunologie oder auch mit der Technik und muß sich der dort etablierten relevanten Untersuchungsmethoden bedienen". Sie muß sich also nach zwei Seiten behaupten, findet aber nirgendwo ihre volle fachliche Zuordnung.

Hier setzen wohl die Bemühungen ein, den für experimentelle Forschung befähigten Chirurgen eigene klinikorientierte Arbeitsmöglichkeiten zu sichern. So hat sich das sog. „Marburger Modell" entwickelt, das LORENZ vorstellt, der sog. „theoretische Chirurg".

Die Feststellung Theodor BILLROTHS, „... den größten Aufschwung, den die Chirurgie des 19. Jahrhunderts in Deutschland genommen hat, verdankt sie in erster Linie dem Bestreben, das *gesamte* medizinische Wissen auf der Basis tüchtiger *anatomischer* und *physiologischer* Vorbildung in sich zu vereinigen ..." liegt wegen der inzwischen eingetretenen Wissens-Explosion ein Jahrhundert später bereits jenseits aller Vorstellungskraft. Und dennoch bezeichnet sie W. LORENZ bei der Darstellung seiner Ideen über Wesen und Funktion eines „theoretischen Chirurgen" nach wie vor als Wurzel und Leitfaden aller theoretisch-chirurgischen Forschung.

Diese Forschung mehr auf die Bedürfnisse des klinischen Chirurgen auszurichten, ist eine alte chirurgische Forderung. Der „theoretische Chirurg", wie LORENZ ihn sich vorstellt, könnte eine wesentliche Vor- und Zuarbeit für die praktisch-chirurgische Tätigkeit erbringen. Er müßte dazu — so meint er — auf eine andere Basis gestellt werden als sie der „experimentelle Chirurg" jetzt besitzt, und es müßten Kommunikationsstörungen beseitigt werden. Das von LORENZ entwickelte „Kommunikationsnetz" stellt sowohl die Verbindungen als auch die Störungen dar.

So beklagen manche Chirurgen das Fehlen eines unmittelbar auf die chirurgische Arbeit ausgerichteten, aber in den grundlegenden Wissenschaften ausgebildeten Partners, der — in die Chirurgie integriert und ständig mit ihren Fragestellungen vertraut — in großen Zentren die Verbindungsstelle zwischen den reinen Theoretikern und den praktischen Chirurgen darstellt. Dazu wären neue Organisationsformen nötig, die den Kliniker entlasten und ihm die Beantwortung seiner speziellen Fragen an die theoretischen Wissenschaften erleichtern helfen. So würde — wie LORENZ sagt — aus dem experimentellen der theoretische Chirurg. Seine Aufgaben bestehen, wie LORENZ ergänzend mitteilt, in folgendem:

1. In einer Erarbeitung von theoretischen Entscheidungshilfen bei chirurgischen Standardsituationen. Mit Methoden der sog. medizinischen Entscheidungsfindung, wie Entscheidungsmatrix, ROC-Kursen und Entscheidungsbäumen, sollen dabei Zahlen für die chirurgische

Entscheidungsfindung geliefert werden, z.B. beim akuten Abdomen oder der oberen gastrointestinalen Blutung, die vor allem den jüngeren Klinikern erlauben, sich in Diagnose, Operationsindikation, Operationsverfahren und Technik immer wieder hinsichtlich Richtigkeit und Erfolg zu prüfen. Eine Versachlichung des Behandlungserfolges macht ihn besser lehrbar und sollte deshalb Auswirkungen auf die Standards in der Chirurgie haben.

2. In der Planung, Organisation und Koordination kontrolliert er klinische Studien.

3. In der Durchführung von Grundlagenforschung in der Chirurgie, was der bisherigen experimentellen Chirurgie im Ansatz entsprechen würde.

4. In einer Katalysatorfunktion, welche die drei bisher beschriebenen Aufgaben, vor allem aber die Grundlagenforschung, immer wieder mit der praktischen Arbeit des Chirurgen verbinden müßte.

Damit würden sich auch neue Arbeitsmöglichkeiten für die jungen Ärzte ergeben, die, zu wissenschaftlicher Arbeit befähigt und klinisch-chirurgisch erfahren, in der Chirurgie dennoch keinen Platz finden. Es gibt — wie die Erfahrung lehrt — mehr solcher Chirurgen als man zunächst glauben möchte. Sie könnten auf einem dieser beiden Wege, vielleicht sogar in erster Linie auf der Schiene des „theoretischen Chirurgen", eine sie befriedigende und auch erfolgreiche Tätigkeit finden.

DER NIEDERGELASSENE CHIRURG

Nur wenige Chirurgen streben als Berufsziel die Niederlassung in eigener Praxis an. Meistens sind es Söhne niedergelassener Chirurgen oder Erben einer entsprechenden Praxis. Für alle anderen bleibt die selbständige leitende Krankenhausposition die erhoffte Zukunftsaufgabe, obwohl sie wissen, daß nur ein relativ kleiner Teil, auch der qualifizierten Chirurgen, diesen Platz erreichen kann. Da mit der Niederlassung — selbst mit einem guten Belegkrankenhaus im Rücken — immer ein Verzicht auf große Teile der Chirurgie und damit dessen, was die Berufswahl bestimmt hat, verbunden ist, haftet in den Augen vieler Chirurgen der Niederlassung ein Manko an, mit dem sie nicht fertig werden können. Das wird um so nachhaltiger spürbar, je weniger Belegbetten vorhanden sind. Von 1680 niedergelassenen Chirurgen, waren Ende 1983 nur etwa 300 belegärztlich tätig. Die übrigen waren zur „Selbstamputation" gezwungen. Wenn sie dann mit einem hohen finanziellen und vor allem einem großen Arbeits-aufwand (man sagt, der Chirurg in eigener Praxis müsse nicht 35 Stunden arbeiten, wie es die Gewerkschaften wollen, sondern *2×35 Stunden*, um existieren zu können) dann noch von ihren eigenen Kollegen, die das Glück hatten, Chefärzte zu werden, über die Schulter angesehen und als „Chirurg an der Ecke" oder als „chirurgisches Fußvolk" deklassiert werden, dann wird ihnen ihr schwerer Dauereinsatz doppelt und dazu noch auf einem besonders empfindlichen Gebiet erschwert.

Um so bemerkenswerter ist die Durchsetzungsbereitschaft und die Energie, mit der sich viele dieser „Frontchirurgen", wie sie sich gern selbst nennen, zu behaupten wissen und das Beste aus ihrer ihnen zugekommenen Aufgabe machen. Nicht zuletzt wegen der totalen Ver-kennung ihrer wirtschaftlichen Situation, auf die wir später zu sprechen kommen werden, haben sie von kaum einer Seite eine Hilfe in all ihren Problemen zu erwarten, auch nicht immer von ihrer Kassenärztlichen Vereinigung, die ihnen im „Honorarverteilungsmaßstab" mitunter nicht gerade entgegenkommt.

Nur die wenigsten, die darüber sprechen, kennen die *besondere Stellung des niedergelassenen Chirurgen im sozialen System.* Es heißt oft, daß er, wie die anderen niedergelassenen Ärzte, sowohl den Schlüssel für den Geldschrank der Krankenkassen in Händen halte wie über die Prosperität der Arbeitgeber bestimme. Der Arzt steht mit seiner gänzlich ungeschützten Existenz zwischen zwei Interessengruppen. Schreibt er eine Arbeitsunfähigkeitsbescheinigung aus, so weiß er, daß der Arbeitge-ber zunächst den Lohn fortzahlen muß. Tut er es nicht, so kann er damit rechnen, daß dieser Patient möglicherweise nie wieder zu ihm kommt und mit ihm alle seine Angehörigen und Freunde. Oft wird ihm sogar damit gedroht. Der niedergelassene Chirurg ist besonders gefährdet, weil er es mit vielen Arbeitsunfällen zu tun hat und es hier nicht selten zu Auffassungsdifferenzen kommt. Wieweit Pressionen gegen niedergelas-sene Ärzte gehen können, berichtet der Prüfarzt Dr. JÄGER. Er spricht davon, daß Patienten die ärztlichen Rezeptformulare selbständig ergänz-ten, daß sie sich Medikamente rezeptierten, die der Arzt „überhaupt nicht kennt". Es gäbe Patienten, die gegen Quartalsende von einem Arzt größere Medikamentenpackungen verlangten und gleich nach Quartals-beginn von einem anderen Arzt erneut solche Mengen. Das nennen sie „Eichhörnchenprinzip". Es wird davon berichtet, daß Patienten selbst Ampullen von nichtverordneten Mitteln („Aufbauspritzen", Zelltthera-pie) besorgten und dann vom Arzt die Durchführung der Injektion

verlangten. Kaum jemand beurteilt richtig die — mitunter gefährliche —
Lage des Arztes, der sich dieser Erpressungsversuche erwehren und gegen
manchmal brutal fordernde Patienten durchsetzen muß. Es kann gar nicht
hoch genug bewertet werden, daß in dieser Situation nur ganz wenige
Ärzte diesem Druck erliegen, dafür aber durch ständige Verdächtigungen
und Abwertungen in ihrer Gesamtheit kritiklos bestraft werden.

Ein Problem besonderer Art für den niedergelassenen Chirurgen ist das
sog. *„Hausarztmodell"*. Die Chirurgen haben stets als richtig und
notwendig anerkannt, die allgemeinärztliche Versorgung der Patienten zu
stärken und das Übergewicht an Fachärzten zu verringern. Problematisch
wird es aber, wenn die Kassenärztliche Bundesvereinigung eine Gruppe
von Ärzten als „Hausärzte" bezeichnen und sie einer anderen mit der
Benennung „Spezialärzte" gegenüberstellen will (um das so perhorres-
zierte Wort „Facharzt" zu vermeiden, wird der längst überholte „Spezial-
arzt" wieder hervorgeholt). Diese beiden Gruppen sollen in einem
Verhältnis von 60% „Hausärzten" zu 40% „Spezialärzten" gehalten und
dazu nötigenfalls Niederlassungssperren für „Spezialärzte" eingeführt
werden, wenn die Verhältniszahl überschritten wird. Wieweit das verfas-
sungsrechtlich vertretbar ist, sei offen gelassen. Nicht vertretbar aber
erscheint es, wenn der sog. „Hausarzt" beispielsweise sämtliche Laboruntersuchungen durchführen darf, während der Chirurg, der nach Über-
weisung die Diagnose abklären und die Indikation stellen muß, nur einen
geradezu lächerlichen Bruchteil der notwendigen Laboruntersuchungen
abrechnen darf. Offiziell bestritten, aber vielfach offen geäußert, steckt
dahinter bei den interessierten „Hausärzten" das Ziel, ihnen das alleinige
Monopol für die Entgegennahme des Originalkrankenscheins einzuräu-
men. Jeder Versicherte müßte danach zuerst zu einem solchen „Hausarzt" gehen, der dann darüber zu entscheiden hätte, ob und zu welchem
„Spezialisten" der Patient überwiesen wird. Das brächte eine unvertret-
bare Teilung im ärztlichen Beruf, genau das, wogegen sich die Ärzteschaft
in ihrer Gesamtheit stets entschieden gewehrt hat. Das würde dem
Privilegierten eine ihm nicht zukommende Entscheidungsfunktion einräumen, beeinträchtigte unangemessen die freie Arztwahl und würde
gegebenenfalls eine unentschuldbare Zeitverzögerung bewirken, besonders in jenen jedem Chirurgen bekannten Fällen, in denen der konservative Arzt erst Abklärungen vornehmen will, während der Chirurg weiß,
das baldigst operiert werden muß. Hinter diesen Ideen stecken natürlich
auch sehr vordergründige Überlegungen: Für die Krankenkassen Kosten-
einsparungen (von denen sehr fraglich ist, ob sie sich nicht gerade wegen

der Verzögerungen ins Gegenteil verwandeln können) und für die „Hausärzte" einträgliche Sperrfunktionen.

Die Durchführung dieses „Modells" würde eine tiefe Spaltung der Ärzteschaft zur Folge haben und brächte insbesondere den niedergelassenen Chirurgen, die naturgemäß einen besonders hohen Anteil an Überweisungen bekommen, zusätzlich schwere Einbußen.

Ein Zusammenschluß mehrerer Ärzte zu einer *Gemeinschaftspraxis* hat sich als Möglichkeit für die Ausschöpfung der Praxiseinrichtungen erwiesen. Das Gedeihen einer Gemeinschaftspraxis hängt von der gegenseitigen Einsatzbereitschaft, vom Verrechnungsmodus, oft genug auch von menschlichen Dingen, nicht zuletzt von der Zusammenarbeitsbereitschaft der Ehefrauen ab, ohne die eine Arztpraxis nicht florieren kann.

Einige Grundfragen stehen in der kritischen Situation des niedergelassenen Chirurgen im Mittelpunkt: Die *Frage nach der Existenzbedürftigkeit der freiberuflichen ärztlichen Tätigkeit, insbesondere für ambulante Operationen,* die Frage nach der *Berechtigung des sog. dualen Systems,* d.h. der getrennten ambulanten und stationären Versorgung, die Frage des *Bedarfs eines fachkundigen Zulieferers für das Krankenhaus* und eines *Experten für die Nachbehandlung und Rehabilitation* und schließlich die Frage nach der *Lebensmöglichkeit für die vielen unentbehrlichen ärztlichen Mitarbeiter einer chirurgischen Krankenhausabteilung,* die nicht alle leitende Ärzte werden können.

Die *Freiheit des ärztlichen Berufes,* die den Arzt keinen fachlichen Weisungen unterwirft, ist ein unvergleichlicher Schatz, der ihm die volle Selbständigkeit der eigenen Entschließung garantiert. Er übt kein Gewerbe aus und ist eine species sui generis. Die unbedingte Freiheit, die ihm große Pflichten der Verantwortung gegenüber seinen Kranken aufbürdet, mit allen Mitteln gegenüber allen Versuchen der Sozialisierung zu verteidigen, ist wichtigstes Gebot des niedergelassenen Arztes.

Der Frage nach der Berechtigung des dualen Systems steht nur die Alternative des sog. *integrierten Systems* gegenüber. Dort, wo das versucht wurde, erwies es sich als denkbar unrentabel. Vor allem aber wurde bei Verlagerung der ambulanten Behandlung ins Krankenhaus der Kranke eingeschnürt in einen anonymen Betrieb, in dem die Ambulanz zur Dienstaufgabe des Krankenhausarztes gemacht und jeglichen persönlichen Interesses entkleidet wurde. Der Kranke hatte bei stets wechselnden Ärzten keinen Ansprechpartner mehr, das Arzt-Patienten-Verhältnis verlor jeden persönlichen Akzent, der Kranke wurde zum „Fall". Das ist — wie mir in Schweden gesagt wurde — für den Kranken die Hölle. Alle

48

Versuche, aus ideologischen Gründen, die sog. „Hemmschwelle", den niedergelassenen Arzt, abzubauen, indem man sich eine sog. *„vorstationäre Diagnostik und nachstationäre Therapie"* einzuführen bemühte oder sog. *„semistationäre" Behandlungen* ermöglichte, waren weitere Wege zur Enthumanisierung der Medizin. Die „Probeläufe" an verschiedenen Stellen haben die Nachteile deutlich erkennen lassen.

Eine große Rolle spielt das Problem der *Verantwortlichkeit.* Der nachfolgende Arzt muß sich auf die Befunde seines Vorgängers verlassen können. WEIßAUER hat schon vor vielen Jahren den sog. *„Vertrauensgrundsatz"* formuliert, ohne den ein differenzierter ärztlicher Betrieb unmöglich wäre. Damit erhält auch der immer wieder hervorgekehrte Gedanke, der Arzt im Krankenhaus müsse sich selbst ein eigenes Urteil bilden und deshalb an anderer Stelle durchgeführte Untersuchungen wiederholen, einen zweifelhaften Wert. Wo überall müßten solche Nachkontrollen stattfinden! Wieweit in Zukunft *Bedenken an der Qualifikation von Mitarbeitern* berechtigt sind, ist ein schwerwiegendes allgemeines Problem, das vom Aus- und Weiterbildungsstand ebenso abhängt, wie von der Gewissensfreiheit und Selbstkritik aller vorher Tätigen.

Der *Bedarf an niedergelassenen Chirurgen* ergibt sich einmal aus der Tatsache, daß eine Klinik nicht Vorbehandlung, Operation, Nachbehandlung und Rehabilitation selbst durchführen kann, daß dafür also qualifizierte Ärzte benötigt werden. Niedergelassene Chirurgen werden zum andern zwangsläufig dadurch „produziert", daß im Krankenhaus viel mehr mitarbeitende Chirurgen gebraucht werden als Chefarztstellen vorhanden sind. Es gibt schließlich eine große Zahl chirurgischer Krankheiten, die keine stationäre, aber eine sehr qualifizierte ambulante chirurgische Behandlung benötigen, beispielsweise aus den ausgedehnten Gebieten der Weichteilchirurgie, der Proktologie, der Phlebologie, aus denen sich die Fälle für das *„Ambulante Operieren"* ergeben. Schließlich sind besondere *diagnostische Verfahren* (z. B. Endoskopie, Sonographie) für die ambulante Durchführung durch chirurgische Sachkenner besonders geeignet.

Aus all dem läßt sich auch die Frage beantworten, ob für niedergelassene Chirurgen eine *weniger intensive, weniger ausgedehnte und weniger differenzierte Weiterbildung* vertretbar wäre als sie der rein klinisch tätige Chirurg benötigt. Die oft verkannte Breite des Aufgabenfeldes des niedergelassenen Chirurgen führt solche Überlegungen sofort ad absurdum. Es ist praktisch undurchführbar, weil niemand vorher weiß, wo einmal sein Tätigkeitsgebiet liegen wird, und es wäre unheilvoll, wenn Wissen und Verantwortlichkeit im Vorfeld oder in der Fortsetzung klinischer Tätigkeit, in der breit gestreuten ambulanten Tätigkeit oder gar beim „Ambulanten Operieren" an einer künstlich gesetzten Grenze enden würde. Der niedergelassene Chirurg muß — ganz im Gegenteil — auf dem Gesamtgebiet der Chirurgie mit der Wissenschaft mitgehen, weil er sonst als Partner des Klinikers, vor allem aber als Behandler und Berater des Kranken, unbrauchbar wäre.

Die *Sicherung seiner chirurgischen Qualität und die seiner Arbeitsstätte* gehört deshalb mit zu den wichtigsten Zukunftsaufgaben. Es stellt sich den Chirurgen ein Arbeitsgebiet, das wir mit großem Engagement begonnen haben, das aber leider zu versanden droht.

Vor der Besprechung des wichtigen Kapitels des „Ambulanten Operierens" sei ein Thema angesprochen, das zu den „Tabus" in der Chirurgie gehört, das aber nicht aus der Diskussion entlassen werden kann: die *Operationsmöglichkeit für den niedergelassenen Chirurgen im Anstaltskrankenhaus.* Seit es einen niedergelassenen Chirurgen gibt, ist diese Frage umstritten. Vordergründig werden in der Regel Haftungsgründe dagegen ins Feld geführt. Im wesentlichen sind es aber wohl menschliche Argumente, die man verstehen kann. Sachlich ist aber wenig gegen eine solche Regelung einzuwenden. Wenn etwa ein langjähriger Oberarzt, der selbständig und einwandfrei operierte, aus dem Krankenhaus ausscheidet und sich niederläßt, und wenn das Verhältnis zum alten Chef ungetrübt ist, dann gibt es doch keine ernsthaften Gründe, ihm die Fortsetzung seiner früheren Tätigkeit, natürlich in stark begrenztem Umfang und nach Absicherung aller rechtlichen und finanziellen Fragen, zu verwehren. Den Kranken wäre geholfen, der Krankenhausträger hätte weniger leere Betten und der Chirurg könnte seinem Beruf verbunden bleiben. Dennoch ist diese Lösung selten.

Aus einer sehr sorgfältigen, umfangreichen Studie von W. BECK „Die Situation des niedergelassenen Chirurgen in der Bundesrepublik Deutschland, Stand 31. 12. 1980", die soeben (1985) als Supplementband der „Informationen des Berufsverbandes der Deutschen Chirurgen" erschienen ist, ergeben sich viele sehr interessante Anhaltspunkte, von denen hier nur einige wiedergegeben werden sollen, wobei die wirtschaftlichen Ergebnisse einem späteren Kapitel vorbehalten bleiben sollen.

So ergaben sich aus der Beantwortung eines eingehenden Fragebogens bei den niedergelassenen Chirurgen „*Teilgebietsbezeichnungen*", die sich wie folgt verteilen: 0,4% besitzen die „Teilgebietsbezeichnung" Kinderchirurgie, 1,6% Plastische Chirurgie, 28,3% Unfallchirurgie, 1,6% mehrere „Teilgebietsbezeichnungen". 21,1% von ihnen „führen" ihre „Teilgebietsbezeichnungen" auch, unterwerfen sich also der damit verbundenen Beschränkung. Nur 69,7% sind *mit ihrer Tätigkeit als niedergelassener Chirurg zufrieden*, 26,3% (!) *nicht*, darunter auch Chirurgen mit relativ hohem Einkommen. 24,3% würden sich *nicht mehr als Chirurg niederlassen*. Einen Einblick in das Arbeitsausmaß des niedergelassenen Chirurgen ergeben folgende Antworten: 77,2% *arbeiten über 40 Stunden in der Woche*, 63,6% arbeiten auch *samstags* in ihrer Praxis, 75,6% machen *bei Tag Hausbesuche*, 52,6% machen *Nachtbesuche*, 56% machen *auch sonn- und feiertags Besuche*.

Diese Studie ist für niederlassungswillige Chirurgen eine wichtige Fundgrube. Sie ist — auch wegen der Mitarbeit von Prof. GAUS von der Klinischen Statistischen Abteilung der Universität Ulm — besonders verläßlich und aufschlußreich. Sie läßt zwar das ganze Ausmaß der gegenwärtigen Bedrohung des niedergelassenen Chirurgen erkennen, gibt aber letztlich doch wegen der Altersverteilung eine relativ optimistische Prognose, weil in absehbarer Zeit verhältnismäßig viele Chirurgen ihre Praxis aufgeben und sich damit die Möglichkeiten für eine Niederlassung in einer Gemeinschaftspraxis mehren.

Ambulantes Operieren

Ambulantes Operieren ist eine operative Behandlungsmethode, bei der es dem Kranken möglich ist, die Nacht vor und nach der Operation zu Hause zu verbringen. Ambulantes Operieren ist die älteste chirurgische Tätigkeitsform überhaupt. Dennoch stößt sie seit ihrer Wiedererweckung nach dem 2. Weltkrieg immer noch auf Schwierigkeiten der verschiedensten Art. Dabei wollen wir an dieser Stelle absehen von den enormen Kosten, die der auf sich nehmen muß, der die dafür erforderlichen qualitativ hochwertigen Einrichtungen anschaffen will. Das sind in erster Linie *die* Chirurgen, die nicht über Krankenhausbetten verfügen, auf ihre erlernte chirurgische Kunst aber nicht verzichten wollen. Wenn sie oft viele Jahre lang klinisch tätig waren, weshalb sollte man ihnen die ambulante Durchführung ihres Berufes verwehren, es sei denn, es sprächen gewichtige Argumente dagegen?

Die Vertreter einer ablehnenden Einstellung verurteilen das Ambulante Operieren als unzulänglich und gefährlich. Etwa notwendige Ausweitun-

gen der Operationen seien schwer oder gar nicht durchführbar, größere
Komplikationen nicht zu beherrschen. Vielfach kommt diese Kritik von
Chirurgen, die niemals selbst in nennenswertem Umfang — so wie man es
jetzt versteht — ambulant operiert haben.

Die generelle Behauptung, mit der Ambulanten Operation würde ein
Risiko für den Patienten eingegangen, das im Krankenhaus nicht
bestünde, ist in dieser allgemeinen Form schwer begründbar. Jegliche
operative Tätigkeit ist an Voraussetzungen gebunden, die im wesentlichen

1. in der Person, d.h. dem Können und der Erfahrung des Operateurs
   liegen;
2. in der Ausstattung und Einrichtung seiner Operationsmöglichkeiten
   begründet sind;
3. sich nach den zweckmäßigsten und risikoärmsten Betäubungsverfah-
   ren und -möglichkeiten richten muß;
4. den Kranken selbst, seine Krankheit und seine postoperative Betreuung in den Mittelpunkt stellen.

An diese — grob skizzierten — Konditionen ist im Grunde *jede*
operative Leistung gebunden. Der *Auswahl des Patienten,* der ambulant
operiert werden soll, gebührt herausragende Bedeutung. Hier müssen
Voraussetzungen erfüllt sein, die in dieser Strenge bei stationären Eingriffen meist nicht gefordert zu werden brauchen. Das bedeutet eine *zielorientierte Aufklärung* über die Krankheit selbst, ihre Behandlung und
ganz besonders über das Verhalten des Kranken vor und nach dem
Eingriff.

Die wichtigste Voraussetzung ist natürlich die *Art der Krankheit.* Sie
muß sich für die ambulante Durchführung der Operation auch wirklich
eignen, d.h. sie darf den Kranken nicht vollständig und unbedingt ans
Bett fesseln und ihre Behandlung darf durch die ambulante Operations-
form nicht erschwert werden. Das Risiko darf sich dadurch nicht
voraussehbar erhöhen und Nebenkrankheiten, die Operationsablauf und
Nachbehandlung erschweren, sollen nicht bestehen. Eine durchgehende
Betreuung des Operierten muß gewährleistet sein, d.h. er darf nicht allein
oder in einer Gemeinschaftsunterkunft wohnen. Eine Telefonverbindung
muß jederzeit den Operateur oder einen informierten Vertreter herbeiho-
len können.

Sind alle diese Bedingungen erfüllt, so kann das Ambulante Operieren
eine *wesentliche Verbesserung* darstellen. Der Kranke bleibt in der

Behandlung seines selbstgewählten Arztes, in seiner gewohnten häuslichen Umgebung. Die Kosten sind erheblich niedriger und die Infektionsgefahr ist — nach aller Erfahrung — beträchtlich kleiner, weil es in der ärztlichen Praxis im allgemeinen keinen Hospitalismus gibt. Ambulantes Operieren ist in besonderem Maße an *Selbstkritik* gebunden. Ist schon die Chirurgie in ihrer Gesamtheit alles andere als ein Tummelplatz für unkritische Operateure, so bedarf die ambulante Chirurgie in besonderem Maße kritischer Sorgfalt.

Der Terminus „Ambulantes Operieren" war ursprünglich allein dem *Operieren in der Praxis des niedergelassenen Arztes* vorbehalten, später kamen weitere Möglichkeiten hinzu, so daß sich jetzt im wesentlichen folgende Einteilung durchgesetzt hat:

1. Die eigentliche ambulante Chirurgie in der Praxis;
2. die sog. „Tages-Chirurgie", die sowohl in der Klinik als auch in der Praxis betrieben wird;
3. die in der Klinik vorgenommenen ambulanten Operationen bei stationärer Aufnahme ohne Krankenhausbettenbenutzung nach dem Verfahren des Kinderchirurgen HECKER in München.
   Maßstab ist, daß der Patient vor der Operation zu Hause bleibt und nach ihr wieder nach Hause zurückkehrt.

Große Zahlenreihen im In- und Ausland beweisen den Wert dieses Verfahrens bei den verschiedensten Indikationen und Altersstufen. Sie alle zeigen eine verschwindend niedrige Komplikationsrate und — soweit bekannt — keinen einzigen Todesfall. Es würde diesen Rahmen sprengen, hier Zahlen zu bringen; sie sind vielfach nachlesbar.

Ein besonderes Problem sind natürlich die *Kosten*. In der chirurgischen Praxis muß der niedergelassene Arzt Einrichtung, Ausstattung, Material und Personal ganz allein finanzieren. Auch nach den geringfügigen Zuschlägen der Krankenkassen nach den Nummern 100 bis 102 BMÄ bleibt dem Arzt kein nennenswerter Ertrag. Die GOÄ '82 enthält nicht einmal diese unzulänglichen Ausgleichszahlen. Dadurch droht dieses von den Kranken so hoch geschätzte Verfahren allmählich wieder zum Erliegen zu kommen. Katalogleistungen nach Nr. 100 sind — wie neueste Untersuchungen bestätigen — *nur mit Verlust* zu erbringen.

Nach Mitteilung von FLATTEN von der Kassenärztlichen Bundesvereinigung ist nach einem anfänglich starken Anstieg nach Einführung der Zuschlagsregelung nach den Nummern 100 bis 102 eine Abflachung erfolgt, der etwa seit dem 3. Quartal 1983 wieder ein stärkerer Zuwachs nachfolgte. Wie stark die Verlagerung aus dem Krankenhaus in die Praxis durch das Ambulante Operieren tatsächlich ist, zeigt die Zunahme um rund 49%, korrigiert um die Fallzahlentwicklung, innerhalb von 3 Jahren. FLATTEN errechnet für die Krankenkassen eine Einsparung von 40 Millionen DM pro Jahr nur bei Operationen nach der Zuschlagsnummer 102.

Ein Problem besonderer Art ist die *Zusammenarbeit mit dem Anästhesisten*, die bereits dazu geführt hat, daß Anästhesisten von sich aus Operationseinrichtungen geschaffen haben, in denen die Chirurgen und andere operativ tätige Ärzte operieren können. Es gibt zu wenig niedergelassene Anästhesisten, die mit ihrem erforderlichen Instrumentarium in die Praxis des Chirurgen kommen könnten.

Eine Frage, die allen Chirurgen zu schaffen macht, ist das *Hineintragen von Problemen*, die nicht unmittelbar etwas mit dem Für und Wider der ambulanten Operation zu tun haben. So ist es zwar verständlich, daß ein Chirurg, der Mühe hat, seine Betten zu füllen und deswegen Angriffen seines Krankenhausträgers ausgesetzt ist, nicht gerade begeistert sein kann über die Zunahme der ambulanten Operationen, andererseits ist das Bestreben der Kostenträger, also der Kassen, begreiflich, durch Vermeidung der hohen Pflegekosten erhebliche Einsparungen zu erzielen. Hier sollte eine nüchterne und sachliche Einschätzung erfolgen. *Maßstab ist das Wohl der Kranken.* Damit hat strenge Qualitätssicherung beim operativen Handeln sowie in der prä- und postoperativen Phase Richtschnur aller chirurgischen Tätigkeit zu sein. Ob der jetzt so viel zitierte Slogan Berechtigung findet: „So viel ambulant wie möglich, so wenig stationär wie nötig", muß die Zukunft erweisen.

ZUKUNFTSFRAGEN DES BERUFES

Zunächst eine kurze Rückschau: Inhomogenität und Interessenunterschiede sind in keinem Fach so groß wie in der Chirurgie. Die Deutsche Gesellschaft für Chirurgie, weltweit hoch angesehen, dient seit ihrer Gründung der chirurgischen Wissenschaft. Ein einheitliches Berufsbild des Chirurgen gab es bis zur Gründung des Berufsverbandes der Deutschen Chirurgen (BDC), als letzter von allen Berufsorganisationen, nicht. Vielleicht mit Ausnahme des Ordinarien existierte nicht einmal eine Verbindung der einzelnen chirurgischen Sparten untereinander; Kran-

54

kenhausärzte, Belegärzte, niedergelassene Chirurgen standen allein und blieben sich selbst überlassen, wurden in Berufsfragen kaum oder gar nicht gefragt und sprachen deshalb, wenn überhaupt einmal ihre Meinung erbeten wurde, jeweils ihre eigene Sprache. Als die Chirurgen dann die berufsständische Szene betraten, war es geradezu tragikomisch, miterleben zu müssen, wie sehr sich die Chirurgen dadurch von allen übrigen Ärzten selbst distanziert hatten und wie hilflos sie schon in der gegenseitigen Verständigung waren, weil sie auch die Sprache der anderen nicht verstanden und oft illusionären Vorstellungen nachhingen.

Die erste Aufgabe war es also, den *„Beruf des Chirurgen"* aus den so unterschiedlichen Erscheinungsbildern der Chirurgen zu formen, eine einheitliche Auffassung von den Grundfragen des Berufes herbeizuführen und nach außen mit einer Stimme zu sprechen — eine wahrhaft mühselige Arbeit! Ganz allmählich entwickelte sich so neben der „Wissenschaft von der Chirurgie" eine *„Wissenschaft vom Beruf des Chirurgen"*, deren Aufgabe die Beschäftigung mit den extrem unterschiedlichen und schwierigen Fragen der chirurgischen Berufsausübung ist. Dabei galt uns von Anfang an als wichtigster Auftrag, der *Blick in die Zukunft.* Wir wollten nicht nur aus einem bis dahin — berufsständisch gesehen — ungeordneten Wildwuchs eine leidlich geordnete Gegenwart formen, sondern vor allem die Zukunft gestalten. Dabei hatten wir die größten Schwierigkeiten. Auf betont einfache Formeln gebracht, lautete also die Aufgabe: *Was ist Chirurgie? Wie wird sie sich entwickeln? Wie kann man sie zusammenhalten? Wie kann man sie betreiben? Wie kann man von ihr leben? Wie kann man sie schützen? Wie kann man das Recht wahren?* So kamen wir zu der Erkenntnis, daß der Chirurg seinen Beruf nur ausüben kann im engsten Zusammenwirken aller chirurgischen Berufssparten, in Kooperation mit den anderen Fächern, im Einklang mit den Organen der ärztlichen Selbstverwaltung und besonders in ständiger Verbindung zu seiner eigenen Berufsvertretung, dem Berufsverband der Deutschen Chirurgen.

Auf all das war der Chirurg nicht vorbereitet und ist es vielfach auch heute noch nicht. War er sich selbst also nicht einmal klar über die Gegebenheiten seines eigenen Berufes, so konnte er zu den Fragen seiner beruflichen Umwelt schon gar nicht Stellung nehmen oder gar Gefahren abwehren. Er erkannte sie nicht. *Er ging großzügig mit dem Erbe um* und widmete sich seinen eigenen Interessen. Dabei gingen Gebiete verloren, die unbehindert ihre eigenen Wege gingen. Das wiederholt sich auch jetzt noch immer wieder. Es ist nicht alles wissenschaftliche Entwicklung, was als solche deklariert wird, sondern nicht allzu selten die handfeste

Wahrnahme persönlicher Interessen. Die *Weltfremdheit der Chirurgen*, die so gar nicht zum Wesen der Chirurgen paßt, wird so oft von Außenstehenden verwundert bestaunt. Das bezieht sich auf den ganzen Bereich ihrer Arbeit, nach innen und nach außen. Wir werden uns mit besonderen Aspekten dieses Phänomens noch zu beschäftigen haben.

Aus dieser Erkenntnis sollte sich eine *Konsequenz* ergeben: Die vielfältigen und das Leben jedes einzelnen Chirurgen innerhalb und außerhalb seines Berufes immer stärker bestimmenden Fragen sollten nur von denjenigen behandelt werden, die sich wesentlich damit befassen. Das wird *in der Hauptsache der Berufsverband der Deutschen Chirurgen* sein. Damit garantiert wird, daß Chirurgen stets nur mit einer Stimme sprechen, muß *permanente Koordination zwischen der Deutschen Gesellschaft für Chirurgie und dem Berufsverband* erfolgen. In Fragen des Berufes darf nicht einer gegen den anderen ausgespielt werden können, was leider immer wieder einmal geschieht. Auf den ersten Blick können Interessen differieren, vielfach nur, weil nicht alle Beteiligten genau über das anstehende Gesamtproblem informiert sind, wie das vor Abgabe einer Stellungnahme nötig ist, und deshalb verleitet sind, ihre *persönliche* Meinung kundzutun, die den Gesamtineressen zuwiderlaufen kann.

Viele Chirurgen haben sich nicht bereit gefunden, in den *Selbstverwaltungsorganen der Ärzteschaft* (Ärztekammer, Kassenärztliche Vereinigungen, Europäische Vereinigung der Fachärzte usw.) *mitzuarbeiten*, weil sie — ohne eigene Kenntnis — das für unnötig, evtl. sogar für unter ihrer Würde hielten. Das Ergebnis war, daß *andere über das berufliche Schicksal der Chirurgen entschieden.* Um so heftiger wurde dann aber die Kritik der Chirurgen, die sich benachteiligt fühlten, ohne selbst einen Finger zur Abwehr krumm gemacht zu haben. Es ist erstaunlich zu hören, was manche Chirurgen sich unter dem Zustandekommen von Berufsentscheidungen vorstellen, welchen Einfluß sie etwa dem Berufsverband einräumen, für welche Mängel sie ihn verantwortlich machen und was sie ihm für Aufgaben zuteilen. Hier offenbart sich eine Ahnungslosigkeit, die um so unbegreiflicher ist, weil es sich ja oft um Schicksalsfragen handelt. Aufklärung kann mangels sonstiger Möglichkeiten nur schriftlich erfolgen, ist aber ergebnislos, wenn Geschriebenes nicht gelesen wird. Nostra res agitur!

Arztstatistik

Der Bildungspolitik der 70er Jahre ist die — von uns lange vorherge-
sagte — *Arztschwemme* anzulasten, die nicht nur den Haushalt der
Öffentlichen Hände in gefährlicher Weise ins Schwimmen bringt, sondern
auch das berufliche Niveau erschreckend senken muß. Dazu einige Zahlen:

1965 betrug die Zahl der berufstätigen Ärzte 85 801
1984 betrug die Gesamtärztezahl bereits 191 771

1965 gab es 31 801 Medizinstudenten
1985 bereits 77 126

1965 erlangten 4353 Studenten die ärztliche Approbation
1983 bereits rd. 9000

Von 1984 bis 1989 werden voraussichtlich jährlich 11 000 Approbierte
hinzukommen.

Wie schnell die Arztdichte bei abnehmender Bevölkerungszahl steigt,
zeigen die Vergleiche allein zwischen 1982 und 1983. 1982 kam ein
berufstätiger Arzt auf 415 Einwohner, 1983 auf nur 403 Einwohner.
    Am 31. 12. 1983 gab es 73 581 Krankenhausärzte. Ihre Zahl war nur um
0,2% gestiegen. In der freien Praxis arbeiteten zum gleichen Zeitpunkt
bereits 64 032 Ärzte, also 2,6% mehr.
    Die Zahl der statistisch erfaßten berufstätigen Chirurgen stieg von 5311
im Jahre 1975 auf 7473 im Jahre 1983. Die Gesamtzahl der Chirurgen
betrug am 31. 12. 1983 8937; davon waren 1464 nicht berufstätig; 3,5%
waren bis 34 Jahre alt, 19,6% zwischen 35 und 39 Jahre, 41,1% zwischen
40 und 49 Jahre, 19,1% zwischen 50 und 59 Jahre, 13,2% zwischen 60
und 65 Jahre und 8,2% über 66 Jahre alt.
    1680 Chirurgen waren am 31. 12. 1983 in eigener Praxis niedergelassen,
1506 waren leitende Krankenhausärzte. Die Gesamtzahl der Krankenhauschirurgen betrug 5369.
    Während sich die Zahl der Chirurgen, die die „Teilgebiets"-Bezeich-
nung „Kinderchirurgen" führten, von 58 (1975) auf 117 (1983) verdop-
pelte, verdreifachte sich in der gleichen Zeit die der „Unfallchirurgen"
(von 418 auf 1237). Chirurgen mit sonstigen „Teilgebiets"-Bezeichnun-
gen nahmen bis 1983 zu, nur das „Teilgebiet" „Thorax-Kardiovaskular-
chirurgie" nahm geringfügig ab.
    Die Menge der niedergelassenen Chirurgen blieb im überblickten

Zeitraum etwa gleich, die der leitenden Krankenhauschirurgen nahm leicht zu. Kontinuierlich wuchs die Zahl der Ober- und Assistenzärzte. Die vom Berufsverband der Deutschen Chirurgen vorgenommene Hochrechnung läßt erkennen, daß sich z.Zt. 5145 Ärzte in chirurgischer Weiterbildung befinden.

Zum Bedarf an Chirurgen

Schon bei unseren ersten Bemühungen (1963), über das holländische Concilium chirurgicum einen Weg für eine exakte Bedarfsanalyse zu finden, ergab sich die Problematik, wie man den Begriff „Bedarf" für die Chirurgie genau definieren könne. BESKE und RÜSCHMANN bestätigen in einer neuen Studie, daß dies bis heute weder national noch international geschehen und daß es aufgrund unseres Wissenstandes zur Zeit auch nicht möglich sei, weil ein wissenschaftlich begründeter Bedarf nur auf der Grundlage eines eindeutig definierten Bedarfsbegriffes mit objektiven Bedarfskriterien und in Verbindung mit normativen Vorgaben festgelegt werden könne. Alle Aussagen sind deshalb rein subjektiv und können bestenfalls nur einen begrenzten und übersehbaren Raum treffen. Das ist dann nicht verwunderlich, wenn man berücksichtigt, daß nicht nur die wissenschaftlichen Kriterien fehlen, sondern auch ständig Verschiebungen eintreten, wie sie im stationären Bereich allein durch die Neueinrichtung von Abteilungen aufgrund des wissenschaftlichen Fortschritts sowie der Reduzierung von Arbeitszeit im Stations- und Bereitschaftsdienst entstehen. Da allgemeingültige Grundlagen fehlen, können die ominösen „Anhaltszahlen" der Deutschen Krankenhausgesellschaft aus dem Jahre 1969 weder bedarfsgerecht sein noch objektiver Kritik standhalten. Sie beruhen auf Schätzungen, die mehr als 15 Jahre zurückliegen und sind trotz gewisser Korrekturen ohne Aussagekraft, bedrängen trotzdem die leitenden Krankenhauschirurgen in einer unzulässigen Weise.

Nach dem in zweiter völlig überholter Auflage vorliegenden Buch des Berufsverbandes der Deutschen Chirurgen „Deutsche Chirurgie — Kliniken, Krankenhäuser und Praxen in der Bundesrepublik Deutschland" — die 3. wird soeben vorbereitet und erscheint im April 1986 — und aufgrund systematischer Erhebungen des Berufsverbandes ist für die Zukunft eine gewisse Bedarfsermittlung vorstellbar. Sie kann natürlich nur einen Rahmen abstecken und keine exakten Zahlen liefern. Bei der Neigung, Zahlen als „heilige Kühe" anzusehen, ist dieser Hinweis unerläßlich. K. HEMPEL und Mitarbeiter unterziehen sich z. Zt. dieser mühevollen Arbeit.

Nach den Berechnungen von BRENNER vom Zentralinstitut für die kassenärztliche Versorgung finden von 39 000 nicht bedarfsnotwendig auf den Markt drängenden Ärzten etwa die Hälfte Berufsmöglichkeiten. Nach B. CAMPHAUSEN wird trotz rückläufiger Einwohnerzahlen der Bedarf an Krankenhausärzten bis zum Jahre 2000 noch steigen, weil die Zahl alter Menschen zunimmt. Aufgrund unverbindlicher Schätzungen wurde vor Jahren von unbekannter Seite und gegen chirurgischen Protest die Zahl von 1 niedergelassenen Chirurgen auf 47 500 Einwohner in den Raum gestellt. Hier handelt es sich um eine ganz willkürliche Annahme, die keinesfalls bei irgendwelchen Planungen verwendet werden darf. Gerade wegen fehlender zuverlässiger Unterlagen bewegen sich bedauerlicherweise alle Überlegungen in einer bedenklichen Unsicherheit. Eines aber steht fest: *eine weitere unbegrenzte Heranbildung von Chirurgen ist untragbar.*

Ethische Grundlagen chirurgischer Arbeit

Erweiterung des chirurgischen Auftrags

Der Einfluß von seelischen Belastungen, von Berufs- und Zukunftsängsten, von Umwelteinwirkungen bei der Krankheitsentstehung ist dem Chirurgen seit eh und je vertraut. Mit ihrer sprunghaften Zunahme wird der ganze Wandel auch der chirurgischen Aufgaben von der reinen *Heiltechnik* zur betonten *Heilkunde,* von dem SCHIPPERGES spricht, immer offenkundiger. In diesen Prozeß wird der Chirurg in besonderem Maße einbezogen. „Nicht weil das Gallenleiden ihn befiel, konnte der Patient keine Karriere mehr machen, sondern weil er mutlos wurde, wurde er krank". Damit ist der Schritt getan von der sog. „Psychosomatik" zum „Menschen als Ganzem", zur Einheit von personaler Existenz in einer historisch einmaligen Subjektivität. H.W. SCHREIBER umschreibt das treffend mit den Worten: „Der Kranke erlebt Krankheit als ein Stück Lebensgeschichte". So gelten operative Eingriffe nicht nur der Krankheit, sie gelten dem ganzen Menschen. Sonst könnte zwar eine richtige Operation durchgeführt, aber keine Heilung erreicht werden. „Chirurgie ist heute und in Zukunft weit mehr als Operieren".

Damit wird eine ganze neue, andere Form der Ganzheitsmedizin begründet und mit ihr auch eine *grundlegende Erweiterung des chirurgischen Auftrags.* Diese — im wesentlichen auch dem niedergelassenen Chirurgen zufallende — neue gleichrangige und gleichwertige Aufgabe beginnt mit der Umbesinnung von der reinen Krankenversorgung auf die *Gesundheitssicherung* und endet bei der *Gesundheitserziehung.*

Die 1981 entstandene Parole der Weltgesundheitsorganisation „Gesundheit für alle bis zum Jahre 2000" wirkt unter dem Gesichtspunkt kurativer Medizin und Vernachlässigung präventiven Denkens als illusionär und erhält erst im anthropologischen Sinne als „Philosophie der Leiblichkeit", schon im Vorfeld des Krankseins beginnend mit all den fließenden Übergängen zwischen Gesundheit und Krankheit, eine neue Dimension.

In der extensiven Ausdehnung chirurgischer Möglichkeiten gewinnt auch die alte Frage an den Chirurgen, ob er einen Eingriff durchführen *kann*, die bestimmende Erweiterung, ob er den Eingriff vornehmen *darf*. Schon immer lag die sich vor ihm aufbauende Grenze in seinem eigenen Wissen und Können, in der Einrichtung und Ausstattung seiner Arbeitsstätte und in der Schulung und Zuverlässigkeit seiner ärztlichen und pflegerischen Mitarbeiter, vor allem aber in seinem eigenen Gewissen, in der Ehrfurcht vor Leben und Wiederherstellung der Gesundheit des sich ihm anvertrauenden Kranken, in der Abwägung von Nutzen und Schaden. Das Gewissen als Wegweiser läßt sich nicht ausschalten. WACHSMUTH: „Gewissen ist die subjektive, individuelle und mahnende innere Stimme, wie sie sich aus Anlage, Erziehung, Werden und Reifen entwickelt hat. Verantwortung kann man jemand auferlegen, das Gewissen läßt sich nicht zwingen. Verantwortung kann man sich entziehen, das Gewissen läßt sich nicht täuschen". Mit der Erweiterung der Möglichkeiten des Chirurgen geht es immer tiefer an die moralische Grundsubstanz.

Früher war die Beschäftigung mit philosophischen und theologischen Fragen nicht wenigen Chirurgen ständige Wegbegleitung bei ihrer Tätigkeit. Gilt dies auch heute noch, oder wie sollen die Kernfragen unseres Berufes in Zukunft gelöst werden?

Der ethische Auftrag

Die Konzentration auf die Chirurgie in ihrer ganzen Weite erfaßt den Chirurgen so vollständig, daß es großer Kraft bedarf, den Blick gleichgewichtig auch auf die andere Seite ärztlicher Tätigkeit zu lenken, auf seinen sittlichen Auftrag. Ethische Normen als Voraussetzung ärztlichen Handelns bei *allen*, insbesondere den jungen, Chirurgen, erwarten zu wollen, erscheint verwegen. Wem noch Leistungsfeindlichkeit, Egoismus und Bequemlichkeit Richtschnur für seine Arbeit sind, wird schwerlich die ganze Bedeutung dieses Teils seiner Aufgabe erfassen. Ist es verwunderlich, wenn einzelne meinen, den Teil der jungen Generation, der nicht erzogen wurde, könne man nicht zum Arzt umformen, er könnte günstigstenfalls Gesundheitstechniker werden? Ist es so unbegreiflich, wenn manche Chirurgen sich resignierend auf ihre wissenschaftliche Aufgabe zurückziehen?

Wer manche Verhaltensweise vornehmlich von jungen Chirurgen Kranken und ihren Angehörigen gegenüber beobachtet, wer die manchmal unfaßlichen, unsinnigen, beängstigend törichten Redensarten einzelner junger Ärzte hört, ihre Antworten auf besorgte Fragen, ihre Haltung, ihr Auftreten, ihr Äußeres sieht, könnte wirklich am ärztlichen Beruf verzweifeln. Man fragt sich: Sieht denn das der Chef nicht, gibt es denn nicht Proteste in Fülle? So entsteht dann das z.T. vernichtende Urteil über ein Krankenhaus.

Es ist Trost und Ermunterung zugleich, daß solche Verhaltensweisen Ausnahmen sind, daß die Mehrzahl junger Ärzte entweder von selbst die nötige Einstellung mitbringt oder durch das Beispiel des Chefs zur Erkenntnis gekommen ist, daß ihr bisheriger Lebensstil nicht übereinstimmt mit ihrem Beruf. Auf diesem erkennbaren Wandel muß nun systematisch aufgebaut werden — eine schwierige Aufgabe! Dann erscheint es besonders hoffnungsvoll, wenn von einer liebevoll besorgten und fürsorglich verständnisvollen Art berichtet wird, in der junge Ärzte und Schwestern Krebskranke auf verstümmelnde Operationen und das Leben danach vorbereiten. Mir sind Beispiele bei Patienten mit Brustamputationen und vor Anlegung eines Anus praeter in besonderer Erinnerung. Solche Beispiele helfen bei der Erziehungsaufgabe junger Menschen, die nie nachlassen darf.

Die Interessen der Ärzte und Schwestern rangieren nicht vor denen der Kranken. Kranke wollen nichts davon hören, wie schwer es diese haben, sondern sie wollen Zuspruch und haben einen Anspruch darauf. Das Vertrauen der Kranken muß erst erworben werden. Der junge Arzt muß lernen, welches Opfer derjenige bringt, der sich und sein Leben einem anderen anvertraut. Er muß dieses Opfer ständig im Auge behalten und entsprechend durch Zuwendung und Hilfsbereitschaft zu jeder Zeit belohnen. Er darf das Bedürfnis des Kranken nach Hilfe und Geborgenheit in keiner Weise enttäuschen, auch wenn es ihm gerade gar nicht „in den Kram paßt". „Eine Medizin der Menschlichkeit meint eine nicht nur technologisch-eindimensionale, sondern eine mehrdimensionale Betrachtung, die dem ganzen Menschen gerecht wird, die Wissenschaftlichkeit, Rechtlichkeit und Moralität berücksichtigt" (H. KÜNG)

Aber sind das nicht überzogene Forderungen in einer Zeit, in der sich täglich der Eindruck brutaler Rücksichtslosigkeit im Umgang der Menschen untereinander aufdrängt? Menschlichkeit muß wieder gelernt werden. Man kann nicht mehr einfach davon ausgehen, daß sie, wie selbstverständlich, existent ist. Beispiele schlichter, nicht nach Anerkennung und Belohnung fragender Mitmenschlichkeit aber gibt es täglich. Sie sollen Wegweiser sein, besonders für den Chef einer chirurgischen Krankenhausabteilung in der Erziehung seiner Mitarbeiter. Nicht alle Kinder unserer Zeit sind dazu bereit. Wer als Chirurg in erster Linie an sich und seine Interessen denkt, ist für den Beruf nicht geeignet. Das sollte so frühzeitig wie möglich erkannt werden. Gelingt hier kein grundsätzlicher Wandel, so muß die Trennung erfolgen, bevor manchmal überzogenes Rechtsstaatsempfinden sie verhindert. Die Interessen der Kranken sind das höhere Gut.

Wer allerdings auf dem Standpunkt steht, der Beruf des Arztes sei ebenso ein Beruf wie der des Tischlers oder des Computerfachmanns, der sollte nicht Arzt werden. Solche Äußerungen können nur aus der — ganz verfälschenden — Vorstellung kommen, mit der Herausstellung der Sonderpflichten des Arztes sei eine höhere soziale Einstufung beabsichtigt. Dieses wäre eine totale Verkennung vom Wesen des ärztlichen Berufes. Gerade die Betonung seiner *dienenden Funktion* schließt jede — denkbar unberechtigte — Selbsterhöhung aus. Arztsein und Krankenschwestersein ist nichts Besseres, sondern etwas Anderes, von den meisten Berufen grundlegend Verschiedenes, dem auf einer moralischen Basis stehend die Aufgabe des *Dienstes am Mitmenschen* gestellt ist. Wenn man allerdings liest, daß Schwesternschülerinnen „immer wieder vor Augen gehalten wird, daß der Pflegeberuf nicht mehr ein dienender Beruf ist", dann darf sich niemand wundern, wenn diese jungen Schwestern an ihrer Aufgabe irre werden. *So* kann keine Heilkunde betrieben werden!

Dabei sind die Anforderungen, die der normale, ja doch meist sehr geduldige Patient an einen Arzt oder eine Schwester stellt, nicht mehr als Selbstverständlichkeiten. Er will in der Praxis, im Krankenhaus freundlich und entgegenkommend behandelt werden, er will nicht merken, daß er zu ungelegener Zeit kommt, er will nicht herumstehen müssen, weil sich niemand um ihn kümmert. Er will ganz einfach Mitmenschlichkeit. Allein mit ganz einfachen Mitteln, die jedem Menschen zur Verfügung stehen, kann schon die im Grunde abweisende, Sorgen bereitende, Angst einflößende Atmosphäre einer Praxis oder eines Krankenhauses gemildert, menschlich gestaltet werden. Es ist wahrhaft absurd, das erst lernen zu müssen oder dafür Psychologen anzufordern!

Es muß jeden schrecken, wenn Fritz HARTMANN auf der 109. Versammlung der Gesellschaft Deutscher Naturforscher und Ärzte eine Formulierung von RODE wiedergibt, daß das *„Kranksein im Krankenhaus eine veranstaltete Depression"* sei (zit. von Rainer FLÖHL). Kann es einen Arzt ruhig arbeiten lassen, wenn es heißt: „Wenn wir heute von Vertrauenskrise sprechen, so geht es letztlich um die Vertreibung der Menschlichkeit aus dem Krankenhaus und aus der Medizin". Selbst wenn wir das als eine journalistische Überpointierung ansehen und wenn wir wissen, daß noch immer der weitaus größte Teil der Krankenhäuser bei uns von einem anderen Geist beherrscht wird, so darf man vor solchen Aussagen die Augen nicht verschließen.

Brauchen wir eine *„neue medizinische Ethik"?* Ich glaube mehr, daß es notwendig ist, der ärztlichen Ethik weitere und neue Inhalte hinzuzufügen. Neben den uralten Geboten der Hilfeleistung, des Dienstes am Nächsten, sollten eine bewußte anthropologische Orientierung, eine betonte Einbeziehung der sozialen Umwelt, eine verstärkte Prävention und eine zielgerichtete Rehabilitation als ethische Forderungen treten. Organtransplantationen, Behandlungsabbruch in der Intensivmedizin, gerechte Verteilung begrenzter Ressourcen und — für den Chirurgen etwas entfernt — Gentechnologie und „Embryotransfer" stellen der Medizin gewaltige neue Fragen.

Daraus könnte sich eine *neue Deontologie,* eine ärztliche Pflichtenlehre, die uns Normen setzt für all die vielen neuen und bedrängenden ethischen Probleme, entwickeln — eine den epochalen Veränderungen angemessene gewaltige Zukunftsaufgabe. Sie mündet ein in eine *Erneuerung der Kultur.* Nur aus der Verwandlung der Substanz unserer Kultur (Günter ROHRMOSER) können wir unsere zerstörte Identität wieder aufbauen, können wir unser eigenes kulturell-ethisch bestimmtes Verhältnis zu Gesundheit und Krankheit entwickeln.

„Operiert — entlassen — vergessen?" Dieses mit einem Fragezeichen versehene Motto einer Gesprächsrunde verdeutlicht in erschreckender Weise die Urnot des Kranken, sein drohendes Schicksal und zugleich die Grundpflichten von Arzt und Schwester. Arzt und Schwester sollen „Weggefährten des Kranken" sein (Walter M. GALLMEIER), sie brauchen *dazu* eine gezielte Vorbereitung, damit diese Frage nicht zur Alltäglichkeit wird. Der ethische Auftrag — die andere Hälfte des Berufes des Chirurgen.

Der Stil des Chirurgen

Vom Stil des Chirurgen als Ausdruck seiner Gesinnung und Haltung ohne Pathos und Illusion zu sprechen, ist schwer, wenn das Wort von „Säkularisierung" seines Berufes umgeht. Sein Stil war über Jahrhunderte geprägt durch die Stufen seiner Entwicklung: vom göttlichen Ursprung in der Antike, vom „Barbier" im Mittelalter, vom „charismatischen Nothelfer" im 19. Jahrhundert bis zum „Funktionär eines Dienstleistungsgewerbes", wie ihn besonders Kluge jetzt einschätzen. Sein Stil war abhängig von Zeitschwankungen und hatte doch stets einen konstanten Kern: die Hilfsbereitschaft.

Die Entkleidung des Chirurgen von schmückenden Ornamenten, die ihn zeitweilig umgaben, hat ihm seine Aufgabe schwerer gemacht. Es ist leichter, in der Funktion des alles entscheidenden, Widerspruch abweisenden Vorgesetzten oder gar in der Aura des umschwärmten Helden tätig zu sein als aus kritischen Untergebenen loyale, aktive Mitarbeiter und aus ihm ausgelieferten, passiven Patienten überzeugte Mithelfer und Partner im Kampf gegen die Krankheit zu machen. Der Überzeugende hat die weitaus schwerere Aufgabe als der Befehlende; beide aber haben die gleiche Verantwortung.

Daß auch manche Chirurgen sich selbst noch glorifizierten oder im Gegenteil dem Zeitgeist der um sich greifenden Ordnungslosigkeit anpaßten und damit einen wichtigen Teil ihrer Verantwortung vergaßen, trug dazu bei, daß das Urteil über „die Chirurgen" in diesen Jahren vielfach zwischen dem Schimpfwort vom „Halbgott in Weiß" und der Verunglimpfung ILLICHS vom Arzt als dem eigentlichen „Krankheitserreger" schwankte.

Stil ist großenteils Ausdruck des Charakters. Wieweit er aber auch Erziehungsprodukt ist, zeigte das Umsichgreifen von Stillosigkeit und entwürdigenden Stilformen, als Erziehung vielfach nahezu ganz aufhörte oder verschmäht wurde.

Chirurgie ist Disziplin, in erster Linie Selbstdisziplin. Sie prägt den Stil des Chirurgen. Der Hilferuf des Kranken ist ihm zwingendes Gebot, auch wenn er damit in Kollision mit Arbeitszeitregelungen kommt. Das bedeutet nicht Rückkehr zu der früher als selbstverständlich empfundenen Unbegrenztheit chirurgischer Arbeitsleistung, aber es macht frei von Unterordnung unter Arbeitszeitdenken.

Chirurgischer Stil läßt sich leichter bewahren, wenn Dienst am Mitmenschen zu den selbstverständlichen Tugenden zählt und nicht zu den vergessenen. Jeder ist ein Kind seiner Zeit. Das Vernachlässigen und Schwinden von Sittengesetzen läßt niemanden unberührt und wirkt ansteckend. Sich dennoch diesen Gesetzen zu unterwerfen, ist Aufgabe dessen, der den Beruf des Arztes erwählt hat.

Er unterwirft sich damit Pflichten, die andere Berufe nicht haben, die ihn aber zu einem Stil zwingen, ohne den der Beruf zur Farce und damit unglaubhaft wird. Er kann nicht nach Lust und Laune dem jeweiligen Gutdünken und Geschmack angepaßt werden. Er muß dem Chirurgen zur Selbstverständlichkeit werden.

Der Stil des Chirurgen drückt nicht Mitleiden, aber Mitleid und Fürsorge aus. Das Wohlergehen des Kranken ist für ihn Richtschnur seines Handelns. Damit ist auch der Ton dem Kranken gegenüber bestimmt. Er achtet die Würde des Mitmenschen, sein Selbstbestimmungsrecht und macht alte Menschen nicht zu unmündigen Kindern. Er stellt den sich ihm anvertrauenden Kranken nicht vor vollendete Tatsachen, sondern gewinnt sein Vertrauen durch verständnisvolle Überzeugung. Sein Verhalten ist nicht autoritär, drückt aber Autorität aus.

In besonderer Weise offenbart sich der Stil des Chirurgen auch im Umgang mit Kollegen, insbesondere den vor- und nachbehandelnden. Überheblichkeit und Besserwissen sind oft nur Zeichen eigener Unsicherheit. H. W. SCHREIBER sagt über die Beziehungen der Chirurgen untereinander: „Auf der Negativseite finden wir u. a.: falsche Eitelkeit, elitäres, ungutes Gruppendenken, unerlaubte Analogieschlüsse und — als Todsünde sozusagen — die im Abwerten sichtbar werdende Insuffizienz intellektueller Redlichkeit".

Die Selbstachtung bewahrt den Chirurgen vor Selbstüberschätzung und führt ihn zu ständiger Selbstbesinnung. Der Stil des Chirurgen wird bestimmt von den Gesetzen des Arzttums und von der Tradition der chirurgischen Schule, der er entstammt und die er fortführt. In diesem Verständnis seines Auftrags wird der Chirurg nicht überfordert und niemand verlangt Übermenschliches von ihm, wenn er sich die innere Freiheit bewahrt, die Freiheit zur Bindung.

Das Arzt-Patienten-Verhältnis im Wandel

Im zwischenmenschlichen Bereich

Das ungetrübte Vertrauensverhältnis zwischen dem Kranken und seinem Arzt ist immer weniger eine von vornherein gegebene Selbstverständlichkeit, sondern vielmehr das Ergebnis gegenseitigen Aufeinander-Zugehens. Es ist ein seltener werdendes Glück, wenn die Ausstrahlung des Arztes sofort ein Vertrauensverhältnis schafft. Es kann als schönste Frucht eine Partnerschaft hervorrufen, ein Zusammenwirken ohne Vorbehalte. *Vertrauen will erworben werden* und erfordert erhebliches Bemühen auf beiden Seiten.

Immer häufiger wird *Krankheit* nicht mehr als Schicksal, sondern als *Getriebestörung* angesehen, ärztlicher Erfolg demzufolge als Erfüllung eines Anspruchs, Mißerfolg dagegen als Fehler des Arztes. Wer einen Anspruch auf Heilung zu haben glaubt, hat kaum Verständnis dafür, daß dieser Anspruch nicht immer erfüllt werden kann. Wem ärztliches Handeln als Reparaturmaßnahme erscheint, erwartet Gelingen dieser Arbeit und sieht im Mißlingen ein Fehlverhalten, für das der Arzt geradezustehen hat.

Unsinnige Heilungsversprechungen sich als kundig ausgebender und demzufolge mit dem mystischen Schleier des besonders Begnadeten ausgestatteter Apostel, weit verbreitete Berichte über seltenste, oft mißverstandene Behandlungsmethoden, in den Medien gezüchtetes Stückwissen über Krankheitszustände schaffen leicht ein *Klima der Vorbehalte*. Wie wenig die meisten Menschen von Erklärungen über Krankheiten und ihre Ursachen verstehen, ist mit Erschrecken nach den allermeisten Aufklärungsgesprächen vor operativen Eingriffen festzustellen. So notwendig dennoch die möglichst exakte Information des Kranken dann ist, wenn er einer vorgeschlagenen Behandlungsmethode zustimmen muß, so verwirrend und störend sind die vielfältigen Darstellungen über Krankheiten und ihre Erscheinungen im Fernsehen und in den Illustrierten. Sie werden allzu gern mit ähnlichen Veränderungen beim Beschauer selbst oder seinen Angehörigen gleichgesetzt und verführen dann zu gefährlichen Fehlschlüssen. Das ist tägliches ärztliches Erleben.

Vorgefaßte Meinungen können so — wie jeder weiß — von vornherein ärztliches Handeln lähmen und ungünstig beeinflussen. Werden sie verbunden mit Behandlungswünschen oder gar Forderungen bestimmter Behandlungsmethoden oder gar nach einer Arbeitsunfähigkeitsbescheinigung, die ärztlicher Erkenntnis zuwiderlaufen, bildet sich statt eines Vertrauensverhältnisses gegenseitige Ablehnung.

So ärgerlich und schädlich solche Beeinflussungen sind, so entwickelt sich das Arzt-Patientenverhältnis im menschlichen Bereich trotz mancher ungünstiger Einwirkungen von außen in den meisten Fällen harmonisch und störungsfrei. Sonst wäre es auch nicht zu erklären, daß der Arzt im Ansehen der Bevölkerung noch immer weitaus an erster Stelle steht. Das ist ein Kapital, das jedem Arzt anvertraut ist und das er zu hegen und zu pflegen hat. Es ist leichter verschleudert als wiederhergestellt.

Das Arzt-Patientenverhältnis ist mit dem Wandel der Ansichten über Gesundheit und Krankheit in eine Sphäre gerückt, die immer mehr mit *Rechten des Patienten* zu tun hat. Der Berufsverband der Deutschen Chirurgen hat sich mit dieser Frage schon lange beschäftigt und während des Chirurgenkongresses 1976 einen bekannten Medizin-Journalisten (Hans MOHL) zu Worte kommen lassen. Er verstand sich als *„Anwalt der Patienten"*. Dabei kam auch die in den USA entstandene „Bill of Rights" der Patienten zur Sprache und die Frage, ob auch wir Derartiges benötigen.

In diesen Problemkreis hinein spielen auch die *klinischen Studien* und ihre menschlichen, ärztlichen und rechtlichen Fragestellungen sowie die Diskussion über Sinn und Effektivität von *Ethikkommissionen*. Aufgrund der Deklarationen des Weltärztebundes von Helsinki (1964) und ihrer Erneuerung und Ergänzung in Tokio (1975) haben sich vielfältig in der Bundesrepublik Deutschland zur Beratung für den forschenden und praktizierenden Arzt, aber vor allem zur normativen Kontrolle ärztlichen Handelns Ethikkommissionen gebildet, die nun nicht mehr allein für sich tätig sind, sondern sich in einem Arbeitskreis zur gegenseitigen Abstimmung zusammengeschlossen haben. Alles dient dazu, den Patienten endgültig aus der Rolle dessen zu befreien, der ärztliche Entschlüsse nur hinzunehmen hat.

So sehr im Grunde jeder Kranke dem Arzt nachtrauert, der im Bewußtsein der Sicherheit sagt, was zu geschehen hat und dem Kranken die ihm übertragene Entscheidungsqual abnimmt, so hat doch das *Gespräch zwischen Arzt und Patient*, das im Zeichen systembedingter Massenbehandlung leicht zu kurz kommen kann, im Mittelpunkt der Arzt-Patientenbeziehung zu stehen. Selbst das größte und erfolgreichste Aufgebot von Biotechnik vermag die zwischenmenschliche Verbindung als Voraussetzung allen Heilens nicht zu ersetzen.

Einen nachahmenswerten Versuch, die zwischen Arzt und Patienten bestehenden Probleme erkennbarer und damit auflösbarer zu machen, hat H. W. SCHREIBER unternommen. Er hat mit dem nachstehend im Wortlaut wiedergegebenen Schreiben an die Patienten seiner Klinik zusammen mit seinem Oberarzt SCHUMPELICK die Kranken *zur offenen Erörterung* ihrer Sorgen und Wünsche aufgefordert:

„Aktion mehr Menschlichkeit in Krankenhaus und Praxis (AMM)"
Verehrte, liebe Patienten,
im Krankenhaus dürfen Sie vieles erwarten, nicht nur Besserung von Beschwerden und möglichst Wiederherstellung Ihrer Gesundheit, sondern auch persönliche Zuwendung und praktizierte Menschlichkeit von seiten des Pflegepersonals und der Ärzte.
Die Humanität im Krankenhaus steht zur Zeit unter vielfältigen Gesichtspunkten in der öffentlichen und persönlichen Diskussion. Wir respektieren den hohen Stellenwert dieser Menschlichkeit im Krankenhaus gerade im Bereich unseres chirurgischen Fachgebietes. Wie in kaum einer anderen Disziplin ist Ihr Behandlungserfolg daran geknüpft, daß Sie sich bei uns wohlfühlen und wir wirklich zusammenarbeiten können.
Um auch Ihre persönliche Meinung und Vorstellungen zu diesem so wichtigen Thema besser kennenzulernen, möchten wir Sie höflichst zur Fortsetzung unseres Gespräches über „Humanität im Krankenhaus" einladen. Sie werden Gelegenheit haben, mit dem Sie behandelnden Chirurgen, den Klinikgeistlichen beider Konfessionen, der Leitung des Pflegepersonals und zahlreichen Mitpatienten offen über Ihre Vorstellungen, Erfahrungen und Vorschläge zu diskutieren.
Ort: Großer Hörsaal Chirurgische Klinik (1. Stock)
Termin: Dienstag, 6.11.1984, 17 Uhr

Über Ihren Besuch würden wir uns freuen.
Mit freundlichem Gruß

Unterschrift   Unterschrift"

Das Ergebnis war — wie H. W. SCHREIBER im persönlichen Gespräch berichtete — ermutigend. Die Patienten hätten offen ihre Klagen und Anregungen vorgetragen. Interessant sei es gewesen, daß die *Aufklärung vor Operationen* durch Chirurgen und Anästhesisten dabei breitesten Raum eingenommen hätte.

Die da und dort noch immer bestehende Barriere zwischen Arzt und Patient ist nicht mehr — wie früher — etwa der soziale Unterschied. Da gehen manche Vorstellungen junger Sozialreformer ganz fehl. Sie wird vielmehr allzu oft durch aufkommendes und manchmal künstlich geschürtes Mißtrauen erzeugt. Die Unbefangenheit, mit der sich einst der Kranke seinem Arzt anvertraute, ist nicht selten geschwunden und an ihre Stelle ist vorsichtige Kritikbereitschaft getreten. In dieser Lage ist es wichtig, sich auch über die Entwicklung der Arzt-Patientenbeziehung im sozialen Bereich klarzuwerden.

Im sozialen Gefüge

Durch die Sozialgesetzgebung im Ausgang des 19. Jahrhunderts hat das Arzt-Patientenverhältnis eine für die Zukunft entscheidende Wegweisung erfahren. An die Stelle unentgeltlicher ärztlicher Behandlung der mittellosen Kranken, die zum nobile officium des Arztes gehörte und in Preußen übrigens durch ein Gesetz geregelt war („Kurierzwang"), trat das große soziale Gesetzeswerk BISMARCKS. Aus den wenigen, für die damit ärztliche Behandlung gesichert wurde, wurden im Laufe von 100 Jahren 90% der gesamten Bevölkerung. Anstatt einer Kostenerstattung sicherte das Sachleistungsprinzip dem Kranken für seinen und seines Arbeitgebers Beitrag an eine der vielen Krankenkassen eine ärztliche Behandlung im streng begrenzten Rahmen des „Notwendigen und Wirtschaftlichen", wobei die Kosten der ärztlichen Leistung dem Kranken unbekannt blieben.

Gerade die Unkenntnis über die Kosten der Leistung minderte in den Augen vieler Empfänger ihren Wert und verdrängte allmählich das persönliche Verhältnis zwischen Patient und Arzt zugunsten des ihm rechtlich zugrundeliegenden Dienstvertrages. Die besondere Rolle des Arztes, der auch in der Moderne noch immer ein Stück Mystik anhaftete, verschwand und zurück blieb der „Leistungsanbieter", wie er jetzt im Jargon der Sozialversicherer heißt. An die Stelle des Honorars für die einzelne Leistung durch die jeweilige Krankenkasse trat eine Pauschalabrechnung der Krankenkassen mit dem Zusammenschluß der Kassenärzte, der Kassenärztlichen Vereinigung, die ihrerseits an die Kassenärzte, die „Vergütung" auszahlte. Honorar im früheren Sinne war es längst nicht mehr. Es war einerseits das Ergebnis ständiger zäher Verhandlungen zwischen Kassenärztlicher Vereinigung und Krankenkassen und richtete sich andererseits in bestimmten Fragen nach dem von der Vertreterversammlung der Kassenärztlichen Vereinigung beschlossenen „Honorarverteilungsmaßstab".

Zu der in einem solchen System unvermeidlichen langsamen Entpersönlichung kam eine immer stärkere Politisierung. Die ehemalige Staatssekretärin ANKE FUCHS sagte 1979 vor Ärzten: „Ärztliche Funktionen in unserer modernen Industriegesellschaft auszuüben, kann doch nicht von der utopischen Vorstellung abgeleitet sein, als gäbe es ein Verhältnis zwischen Arzt und Patient, das vom übergeordneten staatlichen Interesse völlig frei und unabhängig zu sein habe". Sie sprach damit aus, was längst de facto geschehen war: Im Rahmen der gesetzlichen Krankenversicherung war das Arzt-Patientenverhältnis „vergesellschaftet". Der Arzt kam damit in eine Doppelrolle als Agent des Staates und als Partner des einzelnen Patienten (SCHOECK), die ihn in immer schwieriger werdende Situationen drängt. Kostendenken gerät in Konflikt mit der Wahrnehmung der Patienteninteressen.

Gesundheit und Krankheit

Gesundheit und Krankheit — zwei Grundthemen unserer Zeit, vielfach im heftigen Widerstreit der Meinungen, münden in die zentrale Frage nach der *Krise der Medizin*. Statt einer notwendigen sorgfältigen Analyse sind hier nur kurze Andeutungen erlaubt.

Mehr als 2000 Jahre lang war die Medizin in erster Linie eine *Theorie der Gesundheit* und eine *Lehre vom Gesundsein*, ehe die moderne Medizin — nach einem knappen Intermezzo zwischen 1940 und 1980 — zu einem *System der Krankenversorgung* wurde (SCHIPPERGES). Bis in die 2. Hälfte des 19. Jahrhunderts stand nicht die Krankheit, sondern die Gesundheit im Mittelpunkt. 1893 sprach RUDOLF VIRCHOW in seiner berühmten Rektoratsrede vom „Übergang vom philosophischen in das naturwissenschaftliche Zeitalter". Über die damit charakterisierte epochale *Hinwendung von der empirischen Heilkunst zur Naturwissenschaft* sagt GOTTFRIED BENN, der Arzt und Dichter, aus eigenem ärztlichen Erleben: „Rückblickend scheint mir meine Existenz ohne diese Wendung zur Medizin und Biologie völlig undenkbar".

Nur wenige Jahrzehnte später begann sich das Bild wieder zu wandeln. Aus den Bemühungen um den Gesunden und die Erhaltung seiner Gesundheit wurde die Versorgung der Kranken. Die *Krankheit*, das erkrankte Organ, rückte in das Zentrum ärztlichen Denkens. Am krassesten und stark vereinfacht brachte den Wandel in der Beurteilung weder ein Arzt noch ein Philosoph, sondern 1958 ein Juristengremium, der Bundesgerichtshof, zum Ausdruck: „Krankheit ist eine Störung der normalen Tätigkeit des Körpers, die geheilt, beseitigt oder gelindert werden kann". So wurde Gesundheit zu einem Faktum, das uns die „Gesellschaft" schuldig ist.

Zur gleichen Zeit aber, in der es Mode wurde, Krankheit als Getriebestörung, als Behinderung im Funktionsablauf anzusehen, und sich ihre
Wirtschaftsbezogenheit in den Vordergrund drängt, wird im ewigen Auf
und Ab — ganz schüchtern noch — die *Bemühung um die Erhaltung der
Gesundheit* erneut lebendig. „Forschung und Entwicklung im Dienste
der Gesundheit" heißt das Programm der Bundesregierung für die Jahre
1983–1986 und die Weltgesundheitsorganisation (WHO) erklärt:
„Gesundheit ist nicht nur Abwesenheit von Krankheit (absence of
disease), sondern ein Zustand von vollständigem physischem, geistigem
und sozialem Wohlergehen". Mit dem so suggerierten, utopisch wirken-
den Anspruch auf irdische Glückseligkeit taucht ein gefährlicher Erwar-
tungshorizont auf: Gelingt es nicht, eine Gefährdung der Gesundheit
abzuwenden, wird mit Aggression reagiert (RÜTHER).

Schon 1930 sagte der Internist RUDOLPH VON KREHL: „Krankheiten
als solche gibt es nicht; wir kennen nur kranke Menschen". Der Weg zur
anthropologisch orientierten Heilkunde war gebahnt. Der Theologe
KURT MÜLLER-OSTEN hob hervor: „Kranksein ist in einem tieferen Sinn
‚notwendig' und dient damit dem eigentlichen Menschwerden des Menschen. Das Leben ist nicht nur Aktivität. Es will auch Empfangen,
Aufnehmen und Erleiden sein, Stillhalten und Geschehenlassen".

Gesundheit ist kein Zustand, sondern eine Haltung. Gesundsein muß
man ein Leben lang — etwa wie eine Sprache — lernen und damit
möglichst früh beginnen (SCHIPPERGES). FLÖHL zitiert, Gesundheit sei
nicht die Abwesenheit von Störungen, sondern die Kraft, mit ihnen zu
leben.

Hier offenbaren sich Probleme, denen die Menschen in Zeiten kulturellen Tiefstands schwerlich gewachsen sind. Deswegen weichen auch
euphorische Stimmen über Zustand und Entwicklung der Medizin
besorgten Fragen: „Hat die Medizin versagt?" (H.P. WOLFF), „Was gibt
es zu bewahren in der Medizin?" (H.E. BOCK), „Medizin zwischen
Können und Sollen" (H.J. BOCHNIK), „Plädoyer für eine neue Medizin"
(H. SCHAEFER). H. SCHIPPERGES spricht vom „Panoramawandel" und
fragt nach der „Medizin in der Welt von morgen" und nach dem „Arzt
von morgen". Es wäre verlockend, diesen Fragen nach der Krise der
Medizin nachzugehen. Aber es würde den Rahmen dieser Betrachtung
leider sprengen. Beschäftigen wir uns deshalb nur mit einigen damit
zusammenhängenden Fragen.

76

Enteignung der Gesundheit?

Im Zeichen zunehmenden Zweifels am Fortschritt, aber auch geschürter Kritikbereitschaft prägen sich verallgemeinernde Formulierungen, wie die des Häretikers Ivan Illich von der „Enteignung der Gesundheit", der Medizin als „Hauptgefahr für die Gesundheit", der „Medical Nemesis", allzu leicht ein. Daß sie sich gut in die allgemeine Bereitschaft einfügen, leicht eingehende Phrasen an die Stelle exakt begründeter Aussagen zu setzen, erleichtert den Merkprozeß. Sie stehen auf der gleichen Stufe wie die grotesken Behauptungen eines professionellen Besserwissers aus den eigenen Reihen, wonach alle Kriege nicht so viel Tote verursacht hätten wie die blutigen Hände der Chirurgen.

So sehr man geneigt ist, solchen sich in ihrer Absicht von vornherein entlarvenden Verirrungen keinerlei Aufmerksamkeit zu widmen, so stellen sie doch eine Gefahr dar, weil der Unkundige sie wegen ihrer Eingängigkeit aufzunehmen bereit ist und damit die schwelenden Existenz- und Sicherheitsängste der Bevölkerung für die Auslösung einer Massenhysterie ausgenutzt werden (Flöhl). Jeder Versuch, den Wahrheitskern in all den vielen wortreichen Behauptungen zu entdecken und evtl. sogar Nutzen daraus zu ziehen, wird unmöglich gemacht, wenn es etwa apodiktisch heißt: „Die etablierte Medizin hat sich zu einer ernsten Gefahr für die Gesundheit entwickelt". So reißerisch überzogen, ja unsinnig Worte von der „totalen Zweckwidrigkeit der Präventivmedizin" klingen, so unerfreulich ordinär manche Ausdrucksweise, so sollten doch selbst diese so selbstherrlich formulierten Gemeinplätze Grund zum Nachdenken sein, ob in ihnen nicht doch, wider allem Anschein, wenigstens Ansätze von Teilwahrheiten stecken könnten.

Es ist ärztliche Arbeit, es ist entsagungsvolles chirurgisches Bemühen, was hier aus Publizität erheischenden Gründen zur Karikatur herabgewürdigt wird. Um diesem Gebaren entgegentreten zu können — nicht im Widerspruch, weil Schweigen besser ist, sondern im Handeln —, sollten wir uns daran erinnern, daß mit der Änderung unserer Lebens- und Umweltbedingungen — wie Schipperges es immer wieder betont — aus der „Heilkunde eine Heiltechnik" geworden war. Wir sahen die Krankheit und versuchten, sie zu beseitigen. Wir sahen zu wenig den Menschen, der krank war. Wir sahen in der Krankheit den „modus deficiens", den Mangel, das Defizit.

Natürlich gab es genug Gründe dafür, sowohl in dem raschen Fortschritt der technischen Möglichkeiten als auch in den gesetzlichen

Regelungen mit ihren Zweifel, Mißtrauen, Besorgnis schürenden Folgen, aber auch in der allgemeinen sozialen, kulturellen Entgleisung. Wer wollte denn nicht die Vergünstigungen des Sozialstaates in Anspruch nehmen, auch wenn dadurch manches Mal, wie BOCK es ausdrückt, eine „Verkümmerung des Gesundheitsgewissens" gezüchtet wurde. Schließlich gibt es zu bedenken daß, wenn anstelle von Sachlichkeit Ideologie tritt, wenn die Vielfalt gewissenhafter Informationen durch die Uniformität politischer Gesinnung ersetzt wird, der Unkundige in ein Gestrüpp von Halbwahrheiten und Irrtümern, von Vorurteilen und Emotionen gerät, in dem er sich kein fundiertes Bild machen kann. Wir kommen nicht umhin, dies zu berücksichtigen und den Kranken, die Öffentlichkeit selbst zu führen, selbst anzuleiten, selbst zu informieren, statt das jenen oben Charakterisierten zu überlassen.

Das aber setzt mitunter einen Wandel im eigenen Verhältnis zur Arbeit voraus, zur unbedingten und praktizierten Hinwendung zu ihren ethischen Grundlagen, weil nur dadurch die Gefahr der Unglaubwürdigkeit beseitigt werden kann. Obwohl die bei weitem größte Mehrheit so handelt, wird dann, wenn auch nur eine Spur einer „Entseelung der Medizin" erkennbar wird, die Gesamtheit einer pauschalen Verurteilung ausgesetzt. Deswegen sind selbst solche Redensarten, wie die von ILLICH verzerrte „Iatrogenesis", Grund genug zum Aufmerken und ärztlich Handeln. Damit soll nicht einmal im Keim eine Zustimmung zu den Vorwürfen ILLICHS zum Ausdruck kommen, sondern sie sollen — wie alle derartigen Verunglimpfungen — Anlaß zur ständigen Selbstüberprüfung sein. Gelingt uns das — viel spricht dafür —, dann ist das eines der ermutigendsten Zeichen des Wandels.

Schulmedizin — Volksmedizin

In vielen Menschen steckt eine geheime Neigung zu „natürlichen" Heilbräuchen. Die Schwierigkeit, medizinische Zusammenhänge zu verstehen, erleichtert den Zugang zu Heilmethoden, deren Wirkungsweisen nicht erklärbar sind und auch gar nicht erklärt werden sollen. Daß es — unwidersprochen — Dinge gibt, von denen sich unsere „Schulweisheit nichts träumen läßt", animiert dazu, Heilung außerhalb des Wissenschaftlichen zu suchen. „Schulmedizin", also die mit wissenschaftlichen Erkenntnissen gewonnene und begründete Lehre von Krankheiten und ihrer Behandlung, verhindert in dieser Betrachtung zu Unrecht die

Anwendung „natürlicher" Verfahren, sofern sie sinnvoll und nutzbringend erscheinen. „Schulmedizin" wird damit zum Widersacher einfacher und zweckmäßiger Heilmethoden gestempelt, ja geradezu zur Ursache für Krankheiten und ihre Unheilbarkeit.

„Schulmedizin" ist — auch hier kann man auf Behauptungen ILLICHS zurückgreifen — in den Augen fanatisierter Eiferer die „entmündigende Expertenherrschaft" der Ärzte. Anders ist die in solchen Köpfen spukende tiefgreifende Ablehnung alles dessen, was wissenschaftlich begründet zur Grundlage des Heilauftrags wird, nicht zu erklären. Obwohl die meisten, die „Schulmedizin" „natürlichen" Heilmethoden gegenüberstellen, von der „Schulmedizin" kaum etwas oder gar nichts erwarten, mehr oder alles dagegen von den einfachen Verfahren, gar nicht wissen, was „Schulmedizin" eigentlich ist, sondern in ihr nur etwas Fremdes, Gefährliches, Technifiziertes sehen, wird ihre Zahl auch im aufgeklärtesten Zeitalter nicht geringer, sondern scheint eher zu wachsen.

Je mehr die Medizin an Wissenschaftlichkeit zunimmt, um so mehr gedeihen die Vorbehalte. Es sind kaum 20 Jahre her, da wurde bei vielen praktizierenden Ärzten „Opas Medizin" verhöhnt, weil es in der Praxis an chromglitzernden Apparaturen mangelte. Jetzt ist gerade die Technifizierung der Medizin in den Augen vieler Menschen die Quelle des Argwohns. Nun ist etwas Unheimliches entstanden, von dem eigentlich nur Gefahr ausgehen kann. Dann vertraut man sich und sein höchstes Gut auf dieser Erde, seine Gesundheit, lieber einem Menschen an, von dem man weiß, daß er die Medizin nicht wissenschaftlich gelernt, manchmal nur einen Kurs oder nicht einmal das, besucht hat, dem man aber bessere Kräfte zutraut als dem „gelernten" Arzt. Seine Unkenntnis wird ihm nicht vorgehalten, sondern dient ihm eher gerade als Entschuldigung, wenn man später doch zum Fachmann, dem Arzt, gehen muß — er konnte es ja gar nicht wissen. Wie oft habe ich diesen Satz gehört!

Diese erstaunliche Ambivalenz, die Anziehungskraft des Ungeschulten gegenüber dem Abstoßungseffekt des Geschulten ist ein besonderes Phänomen unserer Zeit. Wahrscheinlich ist es die Aura des Mystischen, die der Arzt selbst zerstört, die aber den Außenseiter bewußt noch umgibt. Es ist auch vielfach eine sehr zielorientierte Einstellung gegenüber dem Heilungssuchenden, etwas, was die alten Ärzte so auszeichnete und jetzt immer mehr verloren geht: eine Krankheit sehen, spüren, riechen. Manchmal steht die Diagnose doch schon fest, wenn der Kranke das Sprechzimmer betritt, wenn man sieht, wie er geht, wie er sich hält, wie er spricht, wie er sein Leiden schildert. Nicht selten ist diese Kunst des

Beobachtens dem Apparat überlegen. Manche der Heilkundigen haben sie gelernt, während sie in der Welt des Arztes immer mehr zugunsten des — sichereren, zuverlässigeren und oft allein beweiskräftigen — Technischen verloren geht.

Natürlich beherrschen auch viele junge Ärzte noch diese einfache Kunst und natürlich kann sie nur Unterstützung sein für die unentbehrliche verfeinerte apparative und biochemische Aufklärung. Aber beim Versuch der Erklärung, weshalb sich der einfache Mensch oft vom Apparat verdrängt fühlt, wird immer deutlicher, daß er verängstigt wird, daß er die Geborgenheit sucht, die er vor lauter Technizismen nicht mehr zu finden meint.

Für den Chirurgen sind diese Erkenntnisse deshalb von solcher Bedeutung, weil es — wie jeder weiß — immer mehr auf Frühdiagnosen, auf rechtzeitiges Erkennen des ganzen Ausmaßes des krankhaften Geschehens ankommt. Wir haben keine Zeit zu verlieren. Je günstigere Ergebnisse die Frühoperation liefert, um so mehr müssen wir selbst darauf bedacht sein, sie zu ermöglichen. So Gutes die Volksmedizin bei der Überzahl echter Erkrankungen ohne somatische Ursache liefern kann, so gefährlich ist doch jeder verschenkte Tag. Die Kunst des richtigen Abwägens muß gelernt sein. Deswegen ist dieses Problem ein urärztliches, mit dem wir uns mehr als bisher zu befassen haben.

Die soziale Situation in der Bundesrepublik Deutschland

Eng verbunden mit diesen Fragen nach Gesundheit und Krankheit ist ihre Einordnung in unser soziales Gefüge. Es ist so sehr auch Teil der täglichen ärztlichen Arbeit geworden, daß der Arzt ohne gewisse Grundvorstellungen von den komplizierten Verhältnissen des Sozialstaates nicht auskommt und zu falschen Schlüssen verleitet werden könnte. Natürlich ist es bei dem großen Umfang der Materie hier nur möglich, sich in wenigen ausgewählten Punkten auf Andeutungen zu beschränken. Dabei soll eine Analyse von ERWIN K. SCHEUCH helfen.

Der Wohlstand in der Bundesrepublik Deutschland ist in den Jahren 1971–1981 stark angestiegen; wahrscheinlich hat er sich zwischen 1971 und 1978 um mehr als die Hälfte erhöht. Zugleich hat sich aber erstaunlicherweise von 1970–1981 die Zahl der Sozialhilfeempfänger von 1,5 auf 2,2 Millionen vermehrt. Die Aufwendungen stiegen in der gleichen Zeit von 3,3 auf 14,8 Milliarden DM. *Einer Zunahme um ein*

Drittel in einer Zeit großen Wohlstandswachstums stand eine Steigerung der Aufwendungen um das Dreieinhalbfache gegenüber. Dabei sind nach Angaben der Bundesbank die Ausgaben für Sozialleistungen sogar stärker gewachsen als die fast aller anderen Ausgabenarten — 1981 im Schnitt pro Bundesbürger DM 240. Einer der Gründe für diesen ungeheuren Ausgabenanstieg ist — nach Ansicht SCHEUCHS — wohl in der Altersumkehrung bei den Sozialhilfeempfängern zu sehen. Schon damals, also vor dem Anstieg der Arbeitslosenzahlen, war der größere Teil der Sozialhilfeempfänger jünger als 60 Jahre. SCHEUCH meint, daß ein Großteil des alternativen Lebens von der Sozialhilfe finanziert werde, sich also als gesetzlich alimentierte Aussteigerei erweise.

In der Rentenversicherung mußten 1980 1000 Pflichtversicherte die Mittel für 555 Rentner aufbringen, im Jahre 2000 werden es voraussichtlich 711 sein. Zwischen 1970 und 1980 sank das Durchschnittsalter, in dem Versicherte erstmals Rente beziehen, um 2 Jahre. 1980 kamen 635000 erstmals in den Genuß der Altersrente. Nur 19% von ihnen waren 65 Jahre und älter, Arbeiter im Durchschnitt 57,9 und Arbeiterinnen 60 Jahre alt. In der Hälfte der Fälle lag nach ärztlichem Urteil vorzeitige Berufsunfähigkeit vor. Der Rückgang der geleisteten Arbeitsstunden bedroht auch die Zukunft der Rentenversicherung. Von großer Bedeutung ist deshalb ein Vergleich mit den geleisteten Arbeitsstunden in anderen Ländern, nach Abzug von Urlaub und Feiertagen (Stand Ende 1984): Japan liegt mit 2101 Arbeitsstunden im Jahr an der Spitze, dicht gefolgt von der Schweiz mit 2044. Die USA kommen mit 1904 an dritter Stelle, danach Italien (1948), Österreich (1844), Holland (1840), England (1833), Dänemark (1832), Schweden (1824), Frankreich (1801). An vorletzter Stelle, vor dem Schlußlicht Belgien mit 1756 Arbeitsstunden, steht die Bundesrepublik Deutschland mit 1773. Das bedeutet, daß *in Deutschland 42 volle Arbeitstage à 8 Stunden im Jahr weniger gearbeitet wird als in Japan.*

Wenn „Arbeitsunfähigkeit" bereits dann beginnt, wenn z.B. ein Arbeitnehmer eine kleine Wunde am Finger hat, mit der er zwar seine gegenwärtige Arbeit zeitweilig nicht leisten kann, dafür aber eine Reihe anderer Arbeiten im Betrieb, und wenn er mit dieser Störung seines Befindens „krank" geschrieben werden muß, weil es kein Mittelding zwischen „krank" und „gesund" gibt, dann kann die gesetzliche Krankenversicherung nicht gesunden. Viel gewichtiger sind jedoch die schweren Lasten für selbstverschuldete Krankheiten (Folgen von Alkohol-, Tabak-, Drogengenuß, von Freßsucht), die nach Regierungsangaben

etwa 50 Milliarden DM verschlingen, sowie für Fremdleistungen (etwa
für die Abtreibung).

Es gibt keinen triftigen Grund, weshalb der „mündige" Bürger nicht
wenigstens etwas an Selbstverantwortung für die Erhaltung seiner eigenen
Gesundheit beitragen soll. Wenn es stimmt, was FRIEDHELM OST
anführt, daß 30 bis 40% aller verordneten Medikamente nicht eingenommen werden und „Medikamente für fast 3 Milliarden DM mehr oder
weniger in der Hausapotheke vergammeln oder auf dem Abfall landen",
dann zwingt das geradezu zu einer verstärkten Selbstbeteiligung. Im 68.
Bergedorfer Gespräch waren sich die Wissenschaftler und Journalisten
weitgehend einig, daß nur spürbare Kostenbeteiligungen, wie sie in vielen
anderen Ländern selbstverständlich sind, die Krankheitskostenexplosion
bremsen können. Doch die Politiker, besonders Frau ANKE FUCHS,
verteidigten ohne Einschränkung die kollektiven Sicherungseinrichtun-
gen und empörten sich über den bloßen Gedanken an Selbstbeteiligung.

Das menschliche Krankenhaus

Ein Charakteristikum unserer Zeit rückt immer mehr in den Mittelpunkt aller Betrachtungen über das Gesundheitswesen, die Suche nach dem *„menschlichen Krankenhaus“*. Dabei erscheint auf den ersten Blick kaum etwas abwegiger als der zunehmende Verlust des Epithetons „menschlich“ für eine Einrichtung, die ausschließlich Bestrebungen menschlicher Hilfeleistung ihre Existenz verdankt. Und doch beginnt gerade dieses Fundament des Krankenhauses zu schwinden.

Natürlich ist das keine unerwartete Entwicklung. In einer Welt radikal zunehmender Ichsucht, in der Rücksichtnahme allmählich zum Fremdwort wird, werden so anspruchsvolle Eigenschaften wie Hilfsbereitschaft, Opfersinn, Menschlichkeit zu Raritäten. Um so erfreulicher ist es, daß die meisten Patienten bei uns noch von freundlicher, ja liebevoller, im eigentlichen Sinne besorgter Betreuung im Krankenhaus berichten.

Das Urteil über das Krankenhaus ist sehr unterschiedlich geworden. So wenig der Wert erstklassiger chirurgischer Leistung für den Rang des Krankenhauses in Zweifel gezogen werden darf und so entscheidend wichtig für Gesundheit und Leben des Kranken diese Leistung selbstverständlich ist — sie allein kann nicht genügen. Da die Personifikation alles dessen, was im Krankenhaus geschieht, auf den Chefarzt, am häufigsten auf den Chirurgen, unverändert besteht und er — oft wider alle Berechtigung — für alles verantwortlich gemacht wird, kann der Chefarzt sich dieser Frage nicht entziehen. Das um so mehr, als der Vergleich vieler Krankenhäuser eindeutig erweist, daß allen voran der Chef maßgeblich für den Geist ist, der in seiner Abteilung herrscht. Gelingt es dem fachlich tüchtigsten leitenden Arzt nicht, die Menschlichkeit zum Fundament allen Tuns und Lassens in seinem Haus zu machen, so wird die Kritik nicht verstummen und er wird eines Tages scheitern.

Berichte von Unfreundlichkeit, Gedankenlosigkeit und kalter Routine, gerade in großen Kliniken und Krankenhäusern, enthüllen dieses Übel unserer Zeit. Nie werde ich die flehende Bitte eines berühmten alten Arztes vor seinem Tode vergessen, ihn aus der „Hölle dieser Klinik", in der er lag, zu befreien. Ein einziger solcher Satz offenbart, daß in diesen Häusern nicht der Kranke König ist, sondern die, die nur seinetwegen überhaupt da sind, nämlich Ärzte, Schwestern, Reinigungspersonal. Er zeigt, daß nicht der Dienst am Kranken die Basis ist, auf der sich aller Medizinbetrieb aufbaut, sondern daß dieser zum Selbstzweck geworden ist. Die vielfach verbreiteten Beispiele für Kaltherzigkeit und Massenabfertigung brauchen hier nicht aufgeführt zu werden. Der Chirurg möge nur an eine Situation denken, die gelegentlich aus dem Munde von Patienten über die Zeit vor ihrer Operation zu hören ist. Diese Berichte ähneln sich in frappanter Weise. So kommt es vor, daß Kranke — nur wenige Minuten nach einer noch nicht wirksamen beruhigenden Spritze — gering bekleidet in den Vorraum des Operationssaales gefahren werden. Dort müssen sie all das erleben, was sie gerade nicht bewußt miterleben wollten. Man muß Nerven wie Stricke haben, berichtet einer, wenn man mitten in dieser lauten routinemäßigen Geschäftigkeit, dem Klappern der vorbereiteten Instrumente, der Unterhaltung der Menschen über ganz gleichgültige Dinge, wenn man voller Unruhe, ja Angst, fröstelnd warten muß bis man drankommt. Es ist ja für den Betroffenen, für den diese ganze Atmosphäre etwas Beängstigendes an sich hat, nicht gerade ein freudiges Erlebnis, auf seine eigene Operation warten zu müssen. Und wenn dann noch niemand daran denkt, ihm wenigstens einmal ein freundliches Wort zu sagen, wenigstens einen erklärenden Zuspruch, dann fühlt er sich in tiefe Abgründe gestoßen. Merkt denn niemand, daß hier ein Mensch um sein Leben bangt und daß es weder Mühe noch Zeit noch sonst eines Aufwandes bedarf, um ihm über diese kritische Phase hinwegzuhelfen! Menschliches Krankenhaus.

Solche Darstellungen, die ja leider nicht zu den seltensten Ausnahmen gehören, führen zu vernichtenden Urteilen über manches Krankenhaus. Da geht alles das unter, was von vielen Ärzten, Schwestern, Pflegern, manchmal buchstäblich bis zur Erschöpfung, geleistet wird. Da wird völlig übersehen, welche geistigen und körperlichen Anstrengungen gerade die immer ausgedehnteren Operationen für die Beteiligten darstellen. Es denkt niemand an die schlaflosen Nächte des Operateurs, an seine sorgenvollen Überlegungen und quälenden Zweifel. All das geht unter und zählt nicht, nur weil einzelne, manchmal ganze Gruppen von

Mitarbeitern, nicht kapiert haben, daß sie ihre persönlichen Belange denen des Kranken unterzuordnen haben. Niemand ist ja gezwungen worden, den Dienst am Kranken in den Mittelpunkt seines Berufslebens zu stellen. Wenn er sich aber dazu entschlossen hat, dann muß er wissen, daß er einen unvergleichlichen Beruf erwählt hat, der — wie nicht oft genug wiederholt werden kann — zwar nicht mehr oder besser ist als sonstige, nur von Grund auf anders.

Es ist eine schwere Aufgabe, insbesondere für einen neuen Chef, seiner Abteilung den Geist mitmenschlicher Einfühlsamkeit einzuimpfen. Es genügt nicht, sich dabei auf eine verständnisvoll-strenge Menschenführung gegenüber den Mitarbeitern einzustellen, sondern der große Komplex der Patienten-Betreuung ist damit eng verbunden. Menschenführung und Krankenbetreuung kulminieren im Verhalten des Chefs. Er ist das Vorbild. Wie er sich Ärzten, Schwestern, Pflegern gegenüber benimmt und wie er seine Kranken, die sich ihm anvertrauen, behandelt, so arbeitet die ganze Abteilung. Kann er sich nicht durchsetzen, ist er ungeeignet. Wer als Kenner ein Krankenhaus betritt, kann schon nach relativ kurzer Zeit sagen, welcher Geist dort herrscht. Große Schwierigkeiten ergeben sich für den neu eintretenden leitenden Arzt, der voller guter Absichten kommt und sofort auf eine Phalanx des Widerstandes trifft, weil sich Schlendrian eingenistet hatte. Da der Arzt auf Führungs-Probleme meist nicht vorbereitet ist, scheitern immer wieder fachlich Qualifizierte an der geschlossenen Abwehrfront der Unwilligen. Der Berufsverband der Deutschen Chirurgen versucht, durch seine Seminare „Der Chirurg als leitender Arzt" Hilfestellungen zu geben, wie diese schwierige Aufgabe am besten anzupacken ist. Selbstvertrauen und die Gewißheit, daß es von ihm allein abhängt, wie die Öffentlichkeit sein Krankenhaus beurteilt, läßt ihn am ehesten drohende Resignation überwinden. Dennoch wird hier — oft sogar als bestimmend — eine Leistung verlangt, die mit Chirurgie im eigentlichen Sinne nichts zu tun hat, die in den seltensten Fällen einmal „gelehrt" wurde, von deren Bewältigung aber oft genug das persönliche Schicksal des Chirurgen abhängt.

Der Kranke sucht beim Arzt Geborgenheit, in der zunehmenden Distanz Vieler von der Kirche auch seelsorgerische Betreuung. Der leitende Chirurg selbst wird in den seltensten Fällen wegen seiner Aufgabenfülle dazu persönlich und zeitlich befähigt sein. Um so mehr müssen aber seine Hilfskräfte dazu erzogen werden. Wie stark der Patient diese menschliche Bezogenheit sucht, wird in einer Studie von ENGEL-HARDT klar, wonach 80% der befragten Kranken eine auf ihre individuelle Persönlichkeit (nicht nur auf ihre Krankheit) bezogene Behandlung erwarten. Demgegenüber sei der Umgang des Arztes mit den Patienten nach deren Auffassung in 54% oberflächlich, in 30% unpersönlich und nur in etwa 10% (!) persönlichkeitskonzentriert.

In einem mir leider erst nach Vollendung dieses Manuskripts bekannt gewordenen Buch mit dem bezeichnenden Titel „Vertrauenskrise Krankenhaus" schreibt der Chirurg C. E. Zöckler etwas sehr Charakteristisches: „Dem jungen Arzt und der Schwester wird bei Eintritt in das Krankenhaus weiße Kleidung und ein Tarifvertrag gegeben, einschließlich Überstunden und Nachtdienstvergütung, geregelte Urlaubszeiten und Arbeitsteilung im Schichtdienst. Wer spricht mit ihnen darüber, wie sie mit Leiden und mit Sterben, wie sie mit dem Konflikt zwischen Technik und Humanität am Krankenbett fertig werden sollen?" Und er fährt fort: „Opferbereitschaft im Sinne von Caritas und Diakonie sind im Tarifvertrag noch nicht erwähnt". Hier ergibt sich ein weites Aufgabenfeld. Es wird um so drängender als wir noch in der Lage sind, Anfängen zu wehren, und die große Zahl der Krankenhäuser noch vom Geist fürsorglicher Hilfsbereitschaft geprägt ist.

Mit großem Interesse ist deshalb eine weitere Veranstaltung aufgenommen worden, die H. W. Schreiber im Rahmen der Aktion „Mehr Menschlichkeit in Krankenhaus und Praxis (AMM)" im Mai 1985 in seiner Klinik unter dem Titel „Recht auf Leben und Recht auf Sterben" zusammen mit anderen Klinikern durchgeführt hat.

Es erscheint besonders beruhigend und ermunternd, daß der Funke, der von all diesen Fragen ausgeht, gerade bei jungen Chirurgen zu zünden beginnt und daß ein so kritischer Beobachter wie Rainer Flöhl das ausdrücklich attestiert: „Ich kann nur sagen, daß gerade Chirurgen in dieser Hinsicht (gemeint ist die Einsicht, reformieren zu müssen) viel gelernt haben. Wenn ich daran denke, was ich vor 10 Jahren auf einem Chirurgenkongreß erlebte und welche Artikel ich schreiben mußte, und wenn ich sehe, wie weit man heute ist, dann muß ich sagen, daß die Chirurgen als einzige und wohl am besten begriffen haben, wo es langgehen muß".

Chirurgen tun gut daran, diesen Hinweis ernst zu nehmen, aber sich nicht auf ihm auszuruhen. Das menschliche Krankenhaus muß wieder zur Selbstverständlichkeit werden und jeder, der gegen diese Grundkonzeption verstößt, hat darin nichts zu suchen. Hier kann es keine Kompromisse geben, wenn nicht die Chirurgie ihre Seele verlieren will.

Die Spezialisierung

Um die Mitte des 19. Jahrhunderts begannen innere Spaltungstendenzen der Chirurgie. Ihr sich nicht mehr zugehörig fühlende Teile beschritten den Weg in eine Selbständigkeit mit aller ihr innewohnenden, damals nicht erkannten Problematik. Dazu nur wenige Zahlen (RODEGRA):

So wurde 1858 die *gynäkologische* Klinik der Charité in Berlin geschaffen. 1886 entstand die Deutsche Gesellschaft für Gynäkologie. Nur wenig später bildete sich 1876 in Leipzig eine erste *orthopädische* Poliklinik. 1901 wurde die Deutsche Gesellschaft für Orthopädie gegründet. Eine erste *neurochirurgische* Arbeitsstätte entwickelte sich zu Beginn unseres Jahrhunderts unter dem Neurologen OTTFRIED FÖRSTER in Breslau. Die erste selbständige neurochirurgische Abteilung wurde 1934 in Würzburg errichtet. Die Deutsche Gesellschaft für Neurochirurgie wurde 1950 ins Leben gerufen. 1937 wurde RINGLEB in Berlin erster und lange Zeit einziger Ordinarius für *Urologie*. Nach dem 2. Weltkrieg entstand unter ALKEN der erste urologische Lehrstuhl in Homburg/Saar. Die Deutsche Gesellschaft für Urologie wurde im Jahre 1906, nach dem 2. Weltkrieg erneut am 30.9.1949, aus der Taufe gehoben.

Die Herauslösung dieser Bereiche aus der Chirurgie entsprach zwar dem berechtigten Bestreben nach Selbständigkeit im eigenen wissenschaftlichen Rahmen, zerriß jedoch dadurch die unentbehrlichen, engen wissenschaftlichen und administrativen Bindungen zur Chirurgie, daß sie *eigenständige Fachgebiete* wurden. Deutsche Perfektion und Abschottungsneigung ließen überdies vielfach zusätzliche Zäune und Barrieren entstehen, die der notwendigen Kommunikation nicht dienlich waren.

Mit diesem Abtrennungsprozeß schufen sich die Beteiligten Probleme, die erkennen ließen, daß zu voreilig gehandelt worden war und die Konsequenzen nicht sorgfältig genug überdacht waren. Nicht ohne

Grund hatten andere europäische Länder solche Trennungsstriche nicht vollzogen.

Als wir vor Jahrzehnten zum ersten Mal solche Gedanken äußerten, gerieten wir sofort in den Verdacht, so etwas wie eine chirurgische Omnipotenz verlangen zu wollen. Deswegen ist es auch hier notwendig, mit Nachdruck darauf hinzuweisen, daß es sich nicht etwa darum handelt, eine notwendige Spezialisierung nachträglich zu verurteilen. Im Gegenteil: Es steht außer Frage und wurde mit diesen Worten immer betont: Spezialisierung ist der Motor des Fortschritts. Es zeigt sich hier aber bereits überdeutlich, daß auch die Chirurgie nicht nur eine Wissenschaft ist, sondern daß es auch einen Beruf gibt, in dem diese Wissenschaft ausgeübt werden muß. Dieser Beruf hat seine eigenen Gesetze, an die damals niemand dachte und auch jetzt noch mancher nicht denkt.

Wie unbedacht die totale Lösung von der Chirurgie war, zeigte sich in zunehmendem Maße in Bereichen, die in anderen Ländern *administrativ* zum Teil noch immer zur Chirurgie gehören, in denen sich aus Motiven der verschiedensten Art Bestrebungen bildeten, sich wieder der operativen Chirurgie zuzuwenden. In solchen Kehrtwendungen sollten allzu unüberlegte Maßnahmen wieder rückgängig gemacht werden. Es wäre uns viel erspart geblieben, hätten wir damals schon die „Teilgebiets"-Idee gekannt! Am markantesten wurden bei den *Gynäkologen* die Bemühungen um die überall in der Welt zu den integralen Bestandteilen der Chirurgie zählenden *Mammachirurgie* und bei den *Orthopäden* um die *frische Unfallchirurgie*. Jahrzehntelang hatten die Frauenärzte erbittert gegen die sog. „Chirurgo-Gynäkologen" gekämpft, gegen jene Chirurgen, die noch aus der Zeit vor der Verselbständigung der Gynäkologie gynäkologisch operierten. Der Berufsverband der Deutschen Chirurgen half ihnen dabei, um klare Grenzen zu schaffen, da die Gynäkologie nun einmal ein selbständiges Fachgebiet geworden war. Die Gynäkologen waren ihrerseits bereit, in einem Abkommen, das auf gynäkologischer Seite besonders von dem Göttinger Gynäkologen KIRCHHOFF unterstützt wurde, festzulegen, daß die Mammachirurgie „tunlichst in die Hand des Chirurgen" gehöre. Das war ja überall in der Welt so. Dennoch begannen zunächst einzelne Frauenärzte, später immer mehr, in die Mammachirurgie einzudringen bis schließlich der Berufsverband der Frauenärzte das Abkommen mit unserem Berufsverband einseitig kündigte und damit einen Anspruch auf die Mammachirurgie anmeldete.

Diese Bestrebungen trafen auf chirurgischer Seite insofern auf einen günstigen Boden, als besonders die sich mit Hilfe der Herz-Lungenmaschine neu entwickelnde Herz- und Lungenchirurgie starkes wissenschaftliches und praktisches Interesse beanspruchte, so daß den gynäkologischen Einbrüchen nicht das notwendige Gegengewicht entgegengesetzt wurde. So erleichterten kollegiale Rücksichtnahme, nachlassendes Interesse und schließlich auch besondere Vorschriften im Rahmen der neu eingerichteten Vorsorgeuntersuchungen (nur *ein* Arzt durfte tätig werden) den Frauenärzten den Übergriff über bestehende Fachgebietsgrenzen.

In der *Orthopädie* verlief der Weg zurück zu chirurgischen Aufgaben ähnlich. Ein Teil der Orthopäden blieb — der Loslösungsidee entsprechend — weiterhin vornehmlich im Bereich der klassischen Orthopädie tätig, ein anderer wurde von der immer mehr ins Blickfeld tretenden, ständig operativer werdenden Traumatologie angezogen. Im Bewußtsein der Größe ihres Aufgabenfeldes, im Hinblick auf die von ihnen besonders bevorzugte Bauchchirurgie und auch hier im kollegialen Verzicht eröffneten einzelne prominente Chirurgen den daran interessierten Orthopäden im sog. „Ettlinger Abkommen" großzügig Zugang auch zur frischen Unfallchirurgie und schufen damit auch auf diesem Gebiet einen — im Ausland oft als „spezifisch deutsch" bezeichneten — Wirrwarr. ALLGÖWER hat diesen Zustand treffend charakterisiert. Andere europäische Länder haben sich diese unnötige Kraftvergeudung erspart, indem sie das, was zusammengehört, auch zusammenhielten. Bei uns fehlte die ordnende Kraft, so daß überall da, wo Chirurgen ein Vakuum entstehen ließen, Interessenten aus anderen Gebieten auf den Plan traten, die ihrerseits die Substanz der Chirurgie bedrohten. War es ein Wunder, daß diese Beispiele Schule machten, auch wenn sie mit Spezialisierung nichts zu tun haben, sondern nur Versuche sind, aus der Chirurgie etwas für sich herauszubrechen?

So begannen *Dermatologen* zunächst damit, sich Chirurgen zu engagieren, die sie in Plastischer Chirurgie unterwiesen, um dann selbst mit Plastischen Operationen anzufangen. Mit dem Versuch der allmählichen Umwandlung des konservativen Faches Dermatologie in ein operatives wurde auch gleich eine neue Bezeichnung dafür erfunden. Die sog. *„Dermatochirurgie"* entspricht genau dem, was die Chirurgie seit ihren Anfängen und nun besonders in ihrem „Teilgebiet" Plastische Chirurgie betreibt. Dieser Versuch ist also nicht nur ein Verstoß gegen die Weiterbildungsordnung, sondern auch unnötig.

Solche Vorgänge, von denen noch weitere zu erwähnen wären, sind *von Spezialisierung weit entfernt,* obwohl sie nicht selten in diesen

Rahmen eingeordnet werden. Sie entstehen auf dem Boden der Vernachlässigung spezifisch chirurgischer Aufgabenbereiche durch die Chirurgen selbst und bedrohen letztlich die umfassende Weiterbildung der Chirurgen auf ihrem eigenen Gebiet.

Sie sind aber Nährböden für *interne Spaltungsprozesse* geworden, die in den 60er Jahren mit großer Intensität einsetzten, als die innere Sprengkraft der Chirurgie durch permanente Spezialisierung und Superspezialisierung unaufhörlich zunahm, und — wie könnte es anders sein — Verselbständigungsideen einzelner chirurgischer Sonderbereiche auftraten. Es war ja das einzige damals bekannte Vorgehen, daß dann, wenn Teile eines Ganzen sich vom Gesamtkörper abzuschnüren begannen, daraus eigene Fachgebiete wurden. Man fühlte sich im großen Mutterfach Chirurgie gegängelt und bevormundet. Die dynamische zentrifugale Gewalt der Spezialisierung ließ immer weniger Gemeinsames erkennen, und alle Bemühungen, Zusammengehöriges auch zusammenzuhalten, wurden zunächst als antiquiert und überholt belächelt oder verworfen. Hier wurde besonders deutlich, daß die integrierende Kraft, die vom „Beruf des Chirurgen" ausgeht, noch weitgehend unbekannt war. Der Blick war nur auf die isolierte Wissenschaft gerichtet. Auch trat immer derselbe Irrtum auf, nämlich die Verwechslung von Bestrebungen, unberechtigt Auseinanderstrebendes zusammenhalten zu wollen, mit Ansprüchen, das selbst noch alles beherrschen zu können.

Die Verselbständigungsbemühungen bei *Kinderchirurgen, Plastischen Chirurgen, Herzchirurgen, Lungenchirurgen, Gefäßchirurgen* waren zeitweilig so stark, daß es größter Anstrengungen bedurfte, um die Nachteile der Isolierung und die Vorteile des inneren Zusammenhalts der Chirurgen in wissenschaftlicher und praktischer Beziehung deutlich zu machen. *Unfallchirurgen* ließen zwar entschiedene Neigungen zur Abgrenzung von dem, was man fälschlich „Allgemeinchirurgie" nannte, erkennen, aber keine Tendenzen einer Loslösung.

In dieser gefahrenvollen Situation erwies sich die Idee der „*Teilgebiete*" als besonders hilfreich und konstruktiv. Das Bestechende liegt darin, einer in sich geschlossenen chirurgischen Subspezialität volle wissenschaftliche Autonomie zu gewährleisten, ihr eine repräsentative Vertretung zu garantieren, aber die gemeinsame Klammer, die Chirurgie, zu erhalten und zu festigen. Der Urquell vieler Probleme und praktischer Schwierigkeiten war ja die Tatsache, daß die wissenschaftliche Chirurgie in ihrer Weiterentwicklung naturgemäß keine systematischen Wege beschritten hat und auch nicht beschreiten konnte. Die Entwicklung eines

90

so großen und breiten Gebietes wie die Chirurgie verläuft nicht nach Gesetzen der Systematik. Dadurch entwickelten sich aber Zweige und Aussprossungen, die, entweder dem speziellen Interesse einzelner Chirurgen folgend oder Strömungen größerer Gruppen nachgebend, sich zu verselbständigen suchten, neue Einheiten zu schaffen begannen oder Loslösungen von der Chirurgie vorbereiteten, die einerseits Gewachsenes trennten, andererseits künstliche Barrieren errichteten. Dieser Wildwuchs wurde nicht behindert, weil die Spezialisierung, allgemein mit Recht als Quelle der Weiterentwicklung angesehen, keinen Gängelungen ausgesetzt werden durfte.

Als man sich vor ca. 30 Jahren erstmals Gedanken über eine *„Wissenschaft vom Beruf des Chirurgen"* machte, erschien das vielen Chirurgen nicht nur überflüssig, sondern sogar verfehlt, weil damit — so argwöhnte man — der freien Entwicklung der Wissenschaft in den Arm gefallen würde. Es hat dieser vergangenen drei Jahrzehnte bedurft, um die *Erhaltung der Einheit der Chirurgie, dem zentralen Leitgedanken jeder Wissenschaft vom Beruf des Chirurgen,* uneingeschränkt Geltung zu verschaffen.

Zwar ist es naturgemäß leichter, post hoc Fehlentwicklungen aufzuzeigen als sie rechtzeitig zu verhindern. Aber es war ein sehr harter Weg, immer nur als fortschrittlich geltenden Tendenzen entgegentreten zu müssen und sich dem Vorwurf der Rückschrittlichkeit auszusetzen, man kämpfe hoffnungslos gegen Windmühlenflügel an. Das Hauptargument war immer das gleiche, was es jetzt noch ist: Einmal Vollzogenes könne man nicht mehr rückgängig machen. Oft genug war das, was man nicht mehr aufhalten zu können glaubte, in diesem Moment noch lange nicht „vollzogen", wenn man nur den nötigen Widerstand entgegengesetzt hätte. Das hat sich bis in die jüngste Vergangenheit hin fortgesetzt.

Für viele Chirurgen, die ihren Beruf nicht kennen, bedurfte es eines Umdenkens, sich klarzumachen, daß die Regelung aller Berufsfragen in der Bundesrepublik Deutschland nicht den wissenschaftlichen Gesellschaften und nicht den Berufsverbänden oder anderen Institutionen obliegt, sondern den Ärztekammern und letztlich von den zuständigen Ministern vorgenommen wird.

Als nach langem Ringen und dem Einsatz aller Überzeugungskraft eine Reihe von Chirurgen die fünf chirurgischen „Teilgebiete" „Gefäßchirurgie", „Kinderchirurgie", „Plastische Chirurgie", „Thorax- und Kardiovaskularchirurgie" sowie „Unfallchirurgie" auf dem Wege über den Deutschen Ärztetag, die einzelnen Landesärztekammern und die zuständigen Minister schließlich ins Leben gerufen waren, begann die *innere Integration in der Chirurgie.* Innerhalb des Berufsverbandes der Deutschen Chirurgen wurden sehr bald *„Sektionen"* für jedes „Teilgebiet" gebildet, die verständnisvoll zusammenarbeiten. In der Deutschen Gesellschaft für Chirurgie war das ein schwierigerer Weg, nicht zuletzt, weil für einige „Teilgebiete" bereits wissenschaftliche Gesellschaften bestanden, die durch eine Einbindung als „Sektion" in die Deutsche Gesellschaft für Chirurgie nicht ihr Eigenleben aufs Spiel setzen wollten. Es ist als großer Erfolg zu werten, daß es schließlich 1982 gelang, auch diese Schwierigkeiten zu beseitigen, so daß nun ein einheitliches Gebilde „Chirurgie" besteht, dessen „Teilgebiete" voll anerkannte Subspezialitäten — oder wie es einzelne ihrer Vertreter bevorzugen — „Schwerpunkte" der Chirurgie sind.

Ein Spezialproblem ist noch nicht zur allseitigen Zufriedenheit gelöst. Für den Vertreter der Gesamtchirurgie bürgerte sich — ohne eine entsprechende Beschlußfassung oder ähnliches — der Begriff *„Allgemeinchirurg"* ein. Diese Bezeichnung existiert in der für uns maßgeblichen Weiterbildungsordnung nicht. Sie ist aber vor allem deshalb falsch, weil — wie jeder Chirurg weiß — die „Allgemeine Chirurgie" die Lehre von der Wunde darstellt, von der Wundheilung, der Blutung und Blutstillung, dem Blutersatz, dem Wasser- und Elektrolythaushalt, von Thrombose und Embolie, von parenteraler Ernährung, von Kälte- und Wärmeschäden, von den chirurgischen Infektionen, vom Schock, von Transplantation, von Geschwülsten, von Operationssaalhygiene, von operativer Technik, von Schmerz und Schmerzausschaltung und von vielen anderen Grundlagen der Chirurgie. Der Berufsverband der Deutschen Chirurgen hat sofort die Bezeichnung „Allgemeinchirurgie" abgelehnt. Die Deutsche Gesellschaft für Chirurgie hat Gleiches getan und UNGEHEUER hat schriftlich im Deutschen Ärzteblatt und mündlich vor dem Deutschen Chirurgenkongreß darauf hingewiesen, in Zukunft nur noch von „Chirurgie" zu sprechen. Das, was fälschlich als „Allgemeinchirurgie" bezeichnet wurde, ist nicht etwa ein „Teilgebiet" neben anderen, sondern die tragende Idee der integrierten und integrierenden Chirurgie. Es ist das Fundament und die Repräsentantin der Einheit der Chirurgie und trägt ihre pathologischen Grundlagen.

Vielfach sind wir im Ausland wegen unserer „Teilgebiets"lösung beneidet worden, weil es dadurch gelang, alten Fehlern nicht neue hinzuzufügen und die Chirurgie noch so weit wie möglich zusammenzuhalten. Wir sollten nun auch die — gerade aus den USA zu uns

92

herüberklingenden — Tendenzen berücksichtigen, Zerteiltes wieder zusammenzufügen. Das gilt auch für die manchmal willkürlichen Teilungen von chirurgischen Abteilungen. Mit dem zu erwartenden Verspätungseffekt hat die Zerteilungs- und Kombinationsidee aus manchen Universitäten auf die Krankenhäuser übergegriffen. So werden manchmal kleinste Abteilungen in eine für sog. „Allgemeinchirurgie" und eine für „Unfallchirurgie" geteilt und andererseits Abteilungen, die aus verschiedenen Fachgebieten zusammengesetzt sind und infolgedessen kaum einen geeigneten Leiter finden können, künstlich geschaffen. Wenn solche Abteilungen dann zu klein sind, keine wissenschaftliche Basis mehr haben, keine Weiterbildung mehr betreiben können und den Chefs keine ausreichende wirtschaftliche Grundlage bieten, ist es doppelt schwer, daraus eine effektive und funktionierende Einheit zu machen. Auch hier — wie so oft sonst — fehlt wohl die fachkundige Beratung. Mit der Zerstörung gewachsener Einheiten und der Erzeugung nicht zusammengehöriger Gebilde wird keine gute Arbeit geleistet werden können, aber voraussichtlich Disharmonie und Unfrieden ins Krankenhaus getragen.

Viele kleinere Krankenhäuser brauchen den *möglichst universellen Chirurgen*, den „Generalisten", wie er immer häufiger genannt wird. Die große Schwierigkeit besteht indes darin, daß er — mindestens in den großen spezialisierten Kliniken — gar nicht mehr herangebildet werden kann. Damit zeichnet sich eine ernste Zukunftssorge ab. Es ergibt sich immer häufiger, daß Funktionen, die bisher von *einem* Chirurgen wahrgenommen wurden, in der Zukunft nicht mehr übernehmbar zu sein scheinen, wenn der bisherige Stelleninhaber pensioniert wird. Die Frage, wie solche Abteilungen in Zukunft besetzt und geleitet werden sollen, bedarf sehr sorgfältiger Überlegungen. Eine Patentlösung für dieses Problem gibt es nicht. Die *Bettenzahl* spielt dabei insoweit eine Rolle, als es verfehlt wäre, etwa schon bei kleinen Abteilungen Aufteilungen vorzunehmen. Die selbständige Tätigkeit von Spezialisten gelingt in kleinen Einheiten auch ohne Teilung, etwa nach dem Vorschlag von WELLER, der in solchen Fällen die Unfallchirurgie durch einen eigenverantwortlichen Oberarzt vertreten lassen will. Wichtiger ist die Aufgliederung nach den Gesichtspunkten des *jeweiligen Krankengutes*, die eine Einsetzung von „Teilgebiets"-Vertretern erfordern. Auch hier ist in erster Linie die Mitwirkung ärztlicher Sachverständiger nötig und der Krankenhausträger sollte Entscheidungen nicht ohne sorgfältige Abstimmung mit kompetenten und sachkundigen Chirurgen treffen. Es sei ausdrücklich wiederholt: Spezialisierung ist der Motor des Fortschritts. Sie darf aber nicht völlig sich selbst überlassen werden, mindestens bezüglich ihrer beruflichen Auswirkungen. Das bedeutet natürlich nicht Gängelung oder Vergewaltigung der Wissenschaft, aber es bedeutet Einbau in das nun endlich geschaffene System der Einheit der Chirurgie. Das bezieht sich auf alle Auswirkungen der Spezialisierung, besonders natürlich in praktischer Beziehung.

Diese *Vorausschau* gehört — wie von uns seit Jahrzehnten gefordert — zu den wichtigsten *Zukunftsaufgaben* der Chirurgie. Besonders zu diesem Zweck haben wir vor vielen Jahren die Gründung einer Zukunftskommission angeregt. Sie muß im engsten Kontakt mit der wissenschaftlichen Chirurgie und allen ihren Verästelungen, mit zukunftsträchtigen neuen Ideen, vorhersehbaren Entwicklungen Wege der Einordnung in die Chirurgie aufzeigen. Es darf nicht vorkommen, daß chirurgische Entwicklungen den Chirurgen aus den Händen gleiten, Teile in andere Fachgebiete integriert und damit den Chirurgen, die sie dringend benötigen, nur schwer oder gar nicht mehr zugänglich werden. Es darf auch nicht mehr eintreten, daß Chirurgen ein Vakuum schaffen, indem sie Aufgaben vernachlässigen, in die ein anderer eintritt. Das darf selbst dann nicht passieren, wenn — wie in der Intensivmedizin — in engster Nachbarschaft ein eigenes (Fach-)Gebiet entsteht, das aber dem Chirurgen sein ureigenes chirurgisches Aufgabengebiet nicht abnehmen kann.

Die *Beobachtung der Spezialisierung und die daraus zu ziehenden Konsequenzen* sind mitentscheidend für die Zukunft der Chirurgie. Es sind deshalb Aufgaben, die den besten Köpfen der Chirurgie gestellt werden. Dazu gehört Kenntnisreichtum, aber auch Phantasie in der Voraussicht.

Chirurg und Intensivmedizin

Im November 1964 haben die wissenschaftlichen Gesellschaften der Chirurgen und der Anästhesisten in einer Vereinbarung dem Fachanästhesisten die „volle ärztliche und juristische Verantwortung" zuerkannt. Damit war der lange Zeit von Chirurgen bewahrte Traum vom „Chirurgen als dem Steuermann auf der Kommandobrücke" ausgeträumt.

Das hautnahe Nebeneinander von zwei für ihr jeweiliges (Fach-)Gebiet allein verantwortlichen Ärzten am Operationstisch und in der Vor- und Nachbehandlung brachte und bringt eine Fülle von Fragen und auch Schwierigkeiten, die im Laufe der Jahre durch drei weitere Abkommen, die zwischen den Berufsverbänden der Chirurgen und Anästhesisten geschlossen wurden, zu lösen und zu regeln versucht wurden. Obwohl sich durch solche Übereinkommen nicht alle Einzelfragen klären lassen und obwohl besonders menschliche Probleme damit nicht aus der Welt geschaffen werden können, haben sich diese klaren Richtlinien inzwischen weitgehend bewährt, *wenn sie von beiden Seiten eingehalten wurden.*

Besonderes Gewicht kommt der Definition der einzelnen Begriffe und der Aufgabenzuweisung in der Intensivmedizin zu. Würden sie in praxi stets berücksichtigt, wären manche Mißhelligkeiten von vornherein gegenstandslos.

Das Abkommen vom November 1970 definiert den *„Aufwachraum"* für Frischoperierte, in dem diese im Bett ihrer Station so lange verbleiben bis sie erwacht sind und keine Komplikationen von seiten der Atmung und des Kreislaufs mehr zu erwarten sind. *Dieser Aufwachraum untersteht dem Anästhesisten.*

Die *„Wachstation"* (Intensivüberwachungseinheit) ist eine Bettenstation zur Überwachung und Behandlung Frischoperierter und Schwerkranker. *Chirurgische Wachstationen unterstehen dem Chirurgen.*

Die *„Intensivbehandlungseinheit"* ist eine Betteneinheit für Schwerkranke, deren vitale Funktionen in lebensbedrohender Weise gestört sind und durch besondere Maßnahmen aufrechterhalten oder wiederhergestellt werden müssen. *Interdisziplinäre operative Intensivbehandlungseinheiten unterstehen dem Anästhesisten.*

Von entscheidender Bedeutung in diesem Abkommen ist der — vielfach übersehene und mißdeutete — Satz: *„Die Aufnahme eines Patienten in den Aufwachraum, die Wachstation oder die Intensivbehandlung eines Krankenhauses läßt die fachlichen Zuständigkeiten der am Krankenhaus tätigen Ärzte, insbesondere aber die des Facharztes, der den Patienten wegen des Grundleidens oder wegen fachbezogener Komplikationen behandelt, unberührt."*

Für die Intensivbehandlung heißt es ausdrücklich noch einmal: *„Für die ärztliche Behandlung ist der leitende Arzt nur im Rahmen seines Fachgebietes zuständig. Er hat für die rechtzeitige Zuziehung der fachlich zuständigen Ärzte zu sorgen und die reibungslose Zusammenarbeit zwischen Operateur und Anästhesist sicherzustellen."*

Auf die Chirurgie bezogen bedeutet das, daß *auch auf der Intensivstation der Chirurg für die chirurgische Erkrankung und ihre Komplikationen zuständig ist und bleibt.*

Eine andere Lösung wäre schon deshalb abwegig, weil die Anästhesisten schon sehr bald nach ihrer vollen Anerkennung erklärt hatten, daß sie keine chirurgische Weiterbildung haben wollten. Damit bleibt die Kompetenz für chirurgische Probleme beim Chirurgen.

Das bedeutet umgekehrt aber auch, daß der Chirurg besondere Kenntnisse in der Intensivmedizin benötigt. Auch aus forensischen Gründen ist das unerläßlich. Da der Bundesgerichtshof diese Vereinbarungen längst anerkannt und seinen Entscheidungen zugrunde gelegt hat, ist es für den Chirurgen ein unausweichliches Gebot — wie es auch in der chirurgischen Weiterbildungsordnung heißt — „eingehende Kenntnisse und Erfahrungen in der Intensivbehandlung" zu erwerben und zu besitzen.

Die 1982 zustande gekommenen Vereinbarungen zwischen den beiden Berufsverbänden über die *„Zusammenarbeit bei der operativen Patientenversorgung"* bauen im wesentlichen auf zwei Grundsätzen auf, der *strikten Arbeitsteilung* und dem von WEISSAUER schon viele Jahre vorher aufgestellten und inzwischen gleichfalls vom Bundesgerichtshof übernommenen „*Vertrauensgrundsatz*", wonach sich jeder grundsätzlich auf den anderen verlassen können muß, um Zusammenarbeit nicht von vornherein unmöglich zu machen.

Hervorgehoben zu werden verdient aus diesem — bislang letzten — Abkommen die sogenannte *Kompetenz-Kompetenz des Chirurgen*, wenn sich der Chirurg für eine Operation entscheidet und den Termin festlegt, der Anästhesist aber aus der Sicht seines Fachgebietes gegen den Eingriff und gegen den Termin Bedenken hat. Hier entscheidet der Chirurg bei voller Übernahme der ärztlichen *und* rechtlichen Verantwortung.

Neben anderen gleichfalls wichtigen Abgrenzungen in diesen Vereinbarungen gebührt besonders einem Punkt Aufmerksamkeit: *Mit der Rückverlegung eines Operierten auf die chirurgische Krankenstation obliegt die weitere Patientenversorgung und Betreuung dem Chirurgen und seinem Pflegepersonal.* Diese an sich selbstverständliche Feststellung beschreibt eine häufig gefährliche Phase, besonders dann, wenn der Chirurg weiter im Operationssaal beschäftigt ist und deshalb die Versorgung der Frischoperierten gar nicht persönlich übernehmen kann, mit der Verantwortung dafür aber voll belastet ist. Ein besonders dramatischer Fall ist vom Bundesgerichtshof auch in diesem Sinne entschieden worden. Die in jüngster Zeit diskutierte Schaffung eines „Aufwachraums rund um die Uhr" bedarf in diesem Zusammenhang sorgfältiger Überlegungen.

Die Abwendung mancher Chirurgen von der Intensivmedizin ist nicht nur aus fachlichen und juristischen Gründen unverantwortbar. Der Chirurg ist auch in der öffentlichen Meinung bei chirurgischen Patienten viel zu stark eingebunden in das Geschehen auf der Intensivstation. Die allzu leichtfertige Behauptung, Intensivbehandlung sei nicht zur Erhaltung des Lebens, sondern zur Verlängerung des Sterbens geschaffen und damit geradezu ein Zeichen der sich ständig verstärkenden Unmenschlichkeit im Krankenhaus, trifft den Chirurgen genauso, oft in erster Linie, denn der chirurgisch Kranke oder Verletzte wird ja nicht als Patient des Anästhesisten, sondern bis zum letzten Augenblick als Patient des Chirurgen angesehen.

Das Problem vom *Wesen und Nutzen der Intensivmedizin* wird — auch unter dem Einfluß so unbedachter und primitiver Verallgemeinerungen wie denen von Illich — häufig verzerrt und nur als sinnloser Aufwand bei Todgeweihten angesehen. Dann wird von „Übermedikalisierung", von „Medizin-Maschinerie" gesprochen und schließlich auch noch der Gesichtspunkt von Kosten und Nutzen ins Feld geführt.

Natürlich ist es für Ärzte und Schwestern gleichermaßen bedrückend, wenn größte Mühe und höchster Einsatz nicht mehr zum Erfolg führen, weil die Schädigung irreparabel ist. Besonders schwer ist es, den vielen jungen Menschen, die nach einem Verkehrsunfall schwerstverletzt auf die Intensivstation kommen, nicht mehr helfen zu können. Aber sie haben genau das gleiche Anrecht darauf, daß alles nur Denkbare geschieht, um ihr Leben zu retten, wie alte Menschen, die schwer erkrankt sind. So bedrückend die Tatsache ist, daß bei Vielen alle nur möglichen Rettungsversuche versagen, so trostreich und beglückend ist der nur mit diesem Aufwand erreichte Erfolg eines erhaltenen neu geschenkten Lebens!

Es ist deswegen unbegreiflich, wenn Dr. HEINER GEISSLER 1978 in einem Vortrag „Ökonomische und sozialpolitische Aspekte der Intensivmedizin" erklärt, „die Intensivstation wird zur Hölle der Einsamkeit, zum Absturz der Seele ins Nichts, zur wissenschaftlichen Versuchsstation und Folterkammer, die verhindert, daß der Patient den Sinn seines Sterbens, die Vollendung bzw. den Abschluß seines Lebens erkennen und vielleicht bewältigen kann". Welche tiefe Verkennung des Wesens dieser einzigartigen Einrichtung zur Hilfe noch im Zustand schwerster Bedrohung offenbart sich hier. Sie wird zur „Todeszelle" degradiert. Dabei wird ganz vergessen, welche seelischen Hilfsmöglichkeiten Ärzte und Schwestern gerade bei *den* Kranken *haben und nutzen*, die bei Bewußtsein sind.

Wie kann jemand ein so grauenvolles Bild malen, das den Sinn der Intensivstation so völlig verzerrt, wie es sich in folgendem Satz darstellt: „Die ‚Materialschlacht' gegen den Tod, die einseitig auf das Überleben des Patienten ausgerichtet ist, läßt eben wenig Raum für Hilfe beim Sterben". Was ist das für eine Alternative? Worauf sollte diese Schlacht sonst gerichtet sein? Wie nahe liegen hier Gedanken über Wert und Unwert eines Lebens! Sie sollen dem Autor gewiß nicht unterstellt werden. Aber wie leicht können solche Äußerungen in diesem Sinne mißdeutet werden! Wo liegen denn die Grenzen des Einsatzes für Lebensrettung und wer setzt sie fest?

Wohin sind wir eigentlich gekommen, wenn der Platz, auf dem der Kampf um Leben und Tod mit tiefem Ernst und äußerster Hingabe ausgetragen wird, sich die Klassifikation als „wissenschaftliche Versuchsstation und Folterkammer" gefallen lassen muß? Das kann doch nur dahin führen, daß gesunde Menschen in einen schweren Zwiespalt gestoßen werden, ob sie sich im Falle einer Erkrankung solchen „Versuchen" und „Folterungen" aussetzen sollen oder nicht besser schon vorher erklären, darauf verzichten zu wollen. Dabei können sie nicht wissen, daß vielleicht gerade sie im Zustand höchster Lebensgefahr alle diese — uneinsichtigen und undurchdachten — Äußerungen und Vorsätze schnell ungeschehen machen wollen und alles dafür tun, daß ihnen *nicht* entsprochen, sondern jede nur denkbare Heilmöglichkeit ausgeschöpft wird. *Das* ist doch menschlich und nicht eine „Verfügung", die im Ernstfall allzu gern wieder verworfen wird. Wer weiß denn etwas von Art und Prognose einer Krankheit oder Verletzung, die ihn eines Tages treffen kann?

Man sollte erwarten, daß die Bevölkerung nicht zur Ablehnung von Heilungsmöglichkeiten, die sie im Grunde ja doch nur durch Horrorgeschichten und Filmausschnitte kennt, aufgerufen wird, sondern zum besseren Verständnis für diesen oft heroischen Kampf, den Ärzte und Schwestern für Schwerstkranke leisten. Wer wirklich weiß, welche schwere physische und psychische Belastung dieser Dienst bedeutet, sollte den dort Tätigen diese Arbeit erleichtern, mindestens indem sie dankbar anerkannt, nicht aber durch unbedachte Redensarten herabgewürdigt wird. Statt diese Helfer zu ermutigen, wird die Motivation ihrer Arbeit verteufelt.

Noch ein Satz zu dem Wort von der „Materialschlacht". Sollte nicht jeder Mensch dankbar dafür sein, daß andere diese „Materialschlacht" zur Erhaltung seines Lebens, etwa nach einem Unfall, kämpfen? Wie würde die öffentliche Meinung reagieren, wenn man auf sie verzichten und den — vielleicht noch zu rettenden — Menschen dem Tode überlassen würde? Was gilt mehr, der Versuch, das Leben zu erhalten — und mag es noch so viel kosten — oder die Resignation und das Sichabfinden mit dem Tode? Und ist dann wirklich „Hilfe beim Sterben" gewährleistet?

Das Leben ist das höchste Gut des Menschen in dieser Welt. Es zu schützen von der Zeugung bis zum natürlichen Ende, ist Aufgabe und Pflicht des Arztes. Es gibt keine Gewalt, die ihn davon befreien kann, schon gar nicht die „Öffentliche Meinung" — oder sagen wir besser: die „Veröffentlichte Meinung" — oder der „Zeitgeist". Es gab eine gar nicht so lange zurückliegende Zeit, in der bei uns das Leben wenig galt und in der sogar von „lebensunwertem" Leben gesprochen wurde. Sollten ähnliche Gedanken zurückkehren? Oder sind das — was man wohl eher annehmen möchte — nicht sorgfältig überdachte Redereien, die man als unnütz verwerfen sollte?

Risikoforschung

Aus menschlichen, ärztlichen und nicht zuletzt aus forensischen Gründen ist die Abwägung des Risikos vor jedem chirurgischen Eingriff, sei er diagnostischer oder therapeutischer Natur, ein besonders schwieriges Problem.

Die Anhaltspunkte sind stark subjektiv. Zwar geben insbesondere die großen Statistiken einen gewissen Aufschluß über Aussichten und Gefahren bestimmter Maßnahmen. Aber einmal setzen sich gerade diese Statistiken aus den Ergebnissen verschiedener Autoren zusammen, deren Beurteilung, von der Diagnose angefangen über die Indikationsstellung bis hin zu Art und Sorgfalt des Eingriffs, unterschiedlich ist, zum anderen weichen Aussagen über Erfolgs- bzw. Mißerfolgsgrößen erfahrungsgemäß zwischen den einzelnen Operateuren ab. Statistiken haben eben ihre jedem bekannten Besonderheiten. Daß es obendrein schwierig ist, stets die neuesten Statistiken parat zu haben, sei nur am Rande vermerkt.

Dem Erfahrenen sind dann häufig seine eigenen Beobachtungen und Ergebnisse wichtiger, auch wenn sie von den Statistiken abweichende Resultate haben. Das ist oft um so wesentlicher, als in den meisten Statistiken die *Besonderheiten des Einzelfalls* nicht berücksichtigt sind, sondern nur noch Fallzahlen und -werte.

Aber gerade auf diese Besonderheiten kommt es vielfach an. Wenn auch meist in der Statistik das Lebensalter berücksichtigt wird, so doch kaum je, ob es sich um sonst gesunde Menschen handelt oder um solche mit Nebenerkrankungen, um seelisch Stabile oder Leidgeprüfte, um sozial Gesicherte oder in wirtschaftlicher Not Befindliche. Gerade diese statistisch ja schwer zu erfassenden Momente spielen, wie jeder Erfahrene weiß, eine große Rolle, sowohl beim Entschluß zur Operation wie bei ihrem Ergebnis.

Da es bei Statistiken in aller Regel zu schwierig und oft zu zeitaufwendig wäre, auch solche wichtigen „Nebensachen" zu erfassen, unterbleibt es. Die Statistik verliert dadurch aber einen guten Teil ihrer Beweiskraft. Das gilt es auch bei der Beurteilung ex post zu berücksichtigen.

Ein Faktor ist bisher kaum jemals beachtet worden: das *Befinden des Operateurs*. Es wird jetzt oft behauptet und bei dem Drängen auf Diensterleichterung ins Feld geführt, daß der „übermüdete" Arzt eine Gefahr für den Patienten darstelle. Im Grundsatz ist das natürlich richtig und niemand wird das bezweifeln. Aber es wäre interessant nachzuprüfen, wie oft diese ständig wiederholte Behauptung wirklich Ursache für ärztliche Fehlgriffe (falsche bzw. unterlassene Maßnahmen) war. Das könnte jeweils dann zutreffen, wenn offensichtlich unrichtige Entscheidungen, verkehrte oder unsorgfältige Maßnahmen getroffen wurden, die sonst, d.h. bei fehlender „Übermüdung", aller Wahrscheinlichkeit nach bei diesem betroffenen Arzt unterblieben bzw. ordnungsgemäß durchgeführt worden wären.

Man müßte also prüfen, unter welchen Bedingungen der Arzt stand, dem ein solcher auf Übermüdung bezogener Sorgfaltsfehler vorgeworfen wird. Das geschieht in aller Regel nicht. Es wird vielmehr meist hinterher in der Ruhe und Abgeschiedenheit des Arbeitszimmers des Gutachters oder des Gerichtssaals ein Vorgang beurteilt, der u. U. unter ungewöhnlichen Voraussetzungen abgelaufen sein kann. Das würde einerseits einen unter schwerer Beschuldigung stehenden Arzt entlasten können, andererseits Klarheit darüber bringen, ob die auf Überlastung gegründeten schwerwiegenden Arbeitszeitkonsequenzen überhaupt berechtigt sind.

In diesen Zusammenhang gehört auch, bei der Risikoabwägung die *Tagesleistungskurve des Operateurs* zu berücksichtigen. Natürlich ist auch das sehr schwer und praktisch kaum durchführbar. Aber jeder Chirurg weiß doch, daß ihm die annähernd gleiche Operation (unbedingt gleiche Operationen gibt es natürlich nicht) manchmal besser, manchmal schlechter gelingt. Vielleicht ließen sich da auch *arbeitsmedizinische und arbeitsphysiologische Ermittlungen* heranziehen. Es entfiele dann die absolut maschinengemäße Beurteilung der operativen Leistung. Schon das Reichsgericht hat auf die Schwierigkeiten und Besonderheiten bei der Abwägung chirurgischer Leistungen hingewiesen. In der chirurgischen Risikoabschätzung unterbleibt das jetzt jedoch häufig. Dabei wäre beispielsweise auch die Ausnahmesituation in akuten Notfällen in die Beurteilung einzubeziehen. Auch die Interpretationen, die HANS SELYE 1974 selbst dem Streß-Phänomen gegeben hat, gehörten dazu, wonach

Streß nicht unbedingt etwas sei, dem man sich entziehen müßte. Ganz allgemein sollte, wenn von *Belastbarkeit* gesprochen wird, nicht ausschließlich die des Patienten berücksichtigt werden, sondern — wie wir schon vor längerer Zeit anregten — auch die des Operateurs.

Das Risiko gegenüber dem Nutzen abzuwägen, könnte vielleicht auch die Frage einer Lösung näher bringen, wei weit es akzeptable Risiken gibt und nicht-tolerierbare. Eine Systematisierung scheint uns indessen hier kaum möglich zu sein. Klaus HEITMANN glaubt jedoch, daß sich hierbei definierte Prinzipien erarbeiten ließen.

Für eine *Zwischenfalls-Forschung* liegen schon anästhesiologische Vorarbeiten vor. Der Chirurgen-Kongreß 1984 hat weitere wichtige Erkenntnisse gebracht, besonders auch von internistischer Seite, (SCHÖLMERICH, GROSS).

WEISSAUER definiert das medizinische Risiko als „Gefahr, dem Patienten zu schaden statt zu nutzen und Chirurgie als potenziertes medizinisches Risiko — potenziert durch die Evidenz des Kausalzusammenhangs zwischen operativem Vorgehen und potentiellem Schaden, potenziert vor allem durch eine spezielle Affinität der Chirurgie als offensive und aggressive Medizin zum Risiko.“

Risikoforschung ist dem Chirurgen etwas zu ungewohnt, ist aber eine immer dringlicher werdende Aufgabe, die sich sowohl auf den Kranken als auch auf den Operateur bezieht.

Chirurgische Qualitätssicherung

Auf die Frage, was denn qualifizierte ärztliche Arbeit sei, die es zu sichern gelte, wird man etwa folgendes antworten können: Sie besteht in einer Summation von geistigen, ethischen, manuellen, apparativen Leistungen, die auf Wissen und Können, auf Erfahrung, Intuition und Einfühlungsvermögen ebenso beruhen wie auf menschlicher Zuwendung, Pflichtgefühl und Verantwortungsbewußtsein und die abhängig sind von handwerklichen Fertigkeiten sowie von einer angemessenen räumlichen und technischen Ausstattung.

Erste Überlegungen über eine *freiwillige Selbstkontrolle* der Chirurgen ergaben sich, nachdem ich 1963 bei Prof. NUBOER in Utrecht das holländische *Concilium chirurgicum* kennengelernt hatte. Danach habe ich mich zuerst 1964 und danach in vielen Beiträgen für solche Gedanken eingesetzt. Die Verwirklichung dieser Ideen begann, als 1977 der damalige Präsident der Deutschen Gesellschaft für Chirurgie, Prof. WOLFGANG SCHEGA, den Gedanken der Qualitätssicherung zum Mittelpunkt seiner Präsidentenrede machte. Er kündigte eine erste Pilotstudie an, die nach dem Kongreß ihre Arbeit aufnehmen sollte. Die Mitgliederversammlung der Gesellschaft stimmte diesen Plänen einhellig zu. Der ersten Pilotstudie im Jahre 1977 folgten 1979 und 1980/81 weitere Studien, die anfangs von der Bauberufsgenossenschaft und später von der Robert-Bosch-Stiftung gefördert und später mit dem Deutschen Krankenhausinstitut und dem Institut für Medizinische Informatik, Statistik und Biomathematik gemeinsam durchgeführt wurden. Auch die Beraterkommission trat in Aktion.

1982 faßte SCHEGA die Ziele der chirurgischen Bemühungen wie folgt zusammen:

1. Qualitätssicherung und Qualitätsverbesserung durch detaillierte Information über die *eigene* chirurgische Arbeit.
2. Qualitätssicherung und Qualitätsverbesserung durch den externen Vergleich mit *anderen* chirurgischen Arbeitsstätten.
3. Qualitätssicherung und Qualitätsverbesserung durch das Angebot externer *Beratung und Hilfestellung* bei der Analyse des eigenen Handelns und Realisierung der Konsequenzen. Hierfür steht eine aus dem Kreis aller Teilnehmer gewählte *Beraterkommission* zur Verfügung.
4. Qualitätssicherung und Qualitätsverbesserung durch die Gewinnung statistischer Unterlagen zur Beantwortung aktueller chirurgischer Fragen.

Sowohl die finanzielle Absicherung dieses großen Aufgabenkomplexes als auch die Führung und Organisation der Umsetzung dieser Gedanken auf die *gesamte Ärzteschaft* bereiteten Schwierigkeiten. Schon seit langem hatten die Ärztekammern Einfluß auf unser Vorhaben verlangt. Ob danach mit der Übernahme dieser Aufgaben durch die Ärztekammern eine Weichenstellung in eine erfolgreiche Richtung vorgenommen wurde, muß die Zukunft erweisen. Kenner haben ihre Zweifel, ob damit nicht ausgerechnet inmitten dieser kritischen Phase im Gesundheitswesen ein mit so viel Enthusiasmus, Arbeitskraft und Hoffnungen in Gang gesetztes, von Öffentlichkeit und Chirurgenschaft gleichermaßen begrüßtes Werk allmählich der Selbstauflösung verfallen wird. Chirurgen haben die Initialzündung für ein Vorhaben gelegt, das in die weitere Zukunft hineinwirken kann, sie haben auch gezeigt, wie man solche Ideen verwirklichen kann. Allen voran hat sich Prof. SCHEGA mit aller Kraft eingesetzt. Es steht zu hoffen, daß es nun nicht an mangelndem Einsatz, an bürokratischen und finanziellen Begrenzungen scheitert.

Die Ausdehnung des Komplexes auf die *konservativen Fächer* und insbesondere auf die *niedergelassenen Ärzte* ist eine schwierige Aufgabe. Aber auch da sind — wie Vorarbeiten des Internisten NEUHAUS zeigen — Kriterien denkbar, an denen die Qualität gemessen werden kann. Bedenken, wie sie aus Datensicherungs- und Rechtsproblemen entstehen, sollten sich überwinden lassen. Der Einwand gegen eine „Kontrolle" widerlegt sich von selbst, weil das Gebot der Freiwilligkeit den Zwang ausschließt. Wird die Ärzteschaft nicht wesentlich schneller als beim Übergang auf die Kammern aktiv, vergrößert sich die Besorgnis, daß der Staat eingreifen könnte. Vorwände und Anlässe gibt es genug — und sei es nur das Kostenproblem im Gesundheitswesen.

Daß solche umwälzenden Ideen Anfangsschwierigkeiten haben und Widerständen begegnen würden, war vorauszusehen; daß finanzielle Probleme auftreten würden, war ebenso klar. All dies ist zu überwinden, wenn das Ganze nicht durch endlose Debatten und Diskussionen *zerredet* wird. Meine vor dem Deutschen Ärztetag vorgetragenen Bedenken gegen den *vorzeitigen* Übergang in die Hände der Ärztekammern müssen beseitigt werden.

Der Chirurg — ein „operierendes Werkzeug"?

Nicht ganz unerwartet vermehren sich die Anzeichen dafür, daß sich, sehr vorsichtig noch, ein Prozeß fortsetzt und weiter an Boden gewinnt, auf den wir schon in den 60er und 70er Jahren mehrfach warnend hingewiesen haben, den Chirurgen als das ausführende Organ von an anderer Stelle gefaßten Entschlüssen zu betrachten und damit die chirurgische Operation als „Auftragsleistung" einzustufen. Es sei deswegen erneut auf die Sorgen verwiesen, die schon RENÉ LERICHE in seinem bedeutsamen Buch „Die Philosophie der Chirurgie" in die Worte faßte: „Die Chirurgie ist in Gefahr, ihre Seele zu verlieren", wobei im Hintergrund sowohl das „l'art pour l'art" als auch die Abwertung des Chirurgen zum „operierenden Werkzeug" standen. Und es sei wiederum an PHILIP SANDBLOHM erinnert, der 1967 als Präsident des Wiener Kongresses der Société Internationale de Chirurgie ausrief: „Nach einer Glanzzeit während der letzten 100 Jahre haben die Chirurgen angefangen, wieder auf die Stufe der Barbiere gestellt zu werden". Die damit angeprangerten Tendenzen haben sich seitdem verstärkt. Es ist an vielen Stellen spürbar, daß Vertreter konservativer Fächer für sich Entscheidungen, Indikationsstellungen zu Operationen in Anspruch nehmen, die dem Chirurgen obliegen. „Ich lasse operieren" — wer kennt diese vordergründig wenig verdächtig klingende Redensart nicht, hinter der aber sehr viel mehr steckt oder mindestens stecken kann. Es verbirgt sich dahinter mehr als nur eine gewisse persönliche Hypertrophie, die nicht bemerkenswert wäre. Es ist eine — noch sehr behutsame — Wiederkehr alter Vorstellungen vom „reinen Arzt", dessen Weisungen — und nur sie — zu gelten haben und die vom „ärztlichen Handwerker" ausgeführt werden müssen. Dabei werden die von Konservativen erarbeiteten Forschungsgrundlagen als maßgeblich angesehen.

Damit kein falscher Eindruck entsteht: Der Chirurg hat gewiß keinen Grund zu irgendwelchen Minderwertigkeitsgefühlen. Was wäre auch unberechtigter als ausgerechnet solche Empfindungen in Zeiten größter chirurgischer Erfolge. Aber er muß auch darauf achten, daß sich in seiner sprichwörtlichen Unbesorgtheit nicht Vorstellungen einschleichen, die eines Tages Wirklichkeit werden. Im kleinen Rahmen beginnt das bereits vielfältig. So werden Einweisungen ins Krankenhaus „zur Appendektomie" vorgenommen (nicht etwa zur Abklärung einer Diagnose, die u.U. eine Operation erforderlich macht). Dabei ist es gar nicht vorgesehen, dem Chirurgen die Entscheidung zu überlassen, ob er eine Operation für angezeigt hält oder nicht. Jeder Chirurg aber weiß, welche Konsequenzen es für ihn haben kann, wenn ein solcher Patient ohne Operation wieder entlassen wird, weil sie nicht indiziert war. Gleiches spielt sich oft genug in der Kassenpraxis ab, wo der vorbehandelnde Arzt einen Patienten gern zur Vornahme einer von ihm für erforderlich gehaltenen Maßnahme zum Chirurgen überweist. Er engt schon mit dem Überweisungstext die diagnostischen Möglichkeiten des Chirurgen, der „die Weisungen auszuführen hat und sonst nichts", so ein, daß dem Chirurgen die von ihm zur Abklärung der Diagnose für nötig befundenen und ausgeführten Maßnahmen u. U. von der abrechnenden Kassenärztlichen Vereinigung als „überflüssig" gestrichen werden können. Der Chirurg hatte ja „seinen Auftrag überschritten". Die Chirurgie als Auftragsleistung!

Sehr typisch wird diese Einstellung gekennzeichnet in einem Entwurf, der von internistischer Seite für die beantragte Einführung eines internen „Teilgebiets" „Hämatologie und internistische Onkologie" vorgelegt wurde. Nach dem gleichzeitig beigelegten Entwurf einer Weiterbildungsordnung für das beantragte „Teilgebiet" sollte zu seinen Aufgaben u.a. auch gehören: „Die Indikationsstellung und prognostische Beurteilung chirurgischer Eingriffe". — Die Indikationsstellung zur Operation mit der kritischen Abwägung des Für und Wider aller wissenschaftlichen und praktischen Momente sowie die aufgrund eigener Erhebungen vorzunehmende prognostische Beurteilung chirurgischer Eingriffe ist eine spezifisch-chirurgische Aufgabe, die dem Chirurgen niemand abnehmen kann. Welche Wandlung im Denken liegt solchen Formulierungen und vor allem solchen Absichtserklärungen zugrunde!

Die kritische Abwägung aller Operationschancen kann häufig ja nur durch den Eindruck von Aussehen, Lage, Ausdehnung etwa eines Tumors, den der Operateur sich selbst verschaffen muß, erfolgen.

Deswegen ist es untragbar, wenn Chirurgen vom Krankenhausträger Hilfsmittel vorenthalten werden, weil sie bereits dem Vertreter eines anderen Fachs zugeordnet sind. Das gilt etwa für die Endoskopie und die Sonographie, speziell natürlich im operativen Bereich. Es gibt sogar einen Fall, daß einem Chirurgen die Verwendung seiner eigenen Untersuchungsgeräte vom Krankenhausträger verwehrt wurde, weil ihre Benutzung internistische Aufgabe sei!

Solche Beispiele lassen sich vermehrt anführen. Die sich darin ausdrükkende Auffassung vom Wesen der Chirurgie hat letztlich auch zu dem erwähnten unbegreifbaren Bescheid der Bundesärztekammer — vertreten durch die „Ständige Konferenz Ärztliche Weiterbildung" — geführt, daß Laboruntersuchungen nicht zum (Fach-)Gebiet Chirurgie gehörten. Welche Überlegungen sollten sonst für eine so unverständliche generelle Entscheidung durch die höchste Instanz der ärztlichen Selbstverwaltung maßgeblich gewesen sein, einem der größten (Fach-)Gebiete die Zuständigkeit für Grundlagenuntersuchungen in ihrer Gesamtheit rundweg abzusprechen, als die Überzeugung, daß der Chirurg ja sowieso eine „vorgefertigte" Diagnose bekäme und nur danach zu handeln habe.

Die Verwirklichung eines solchen Spruches würde die Chirurgie in ihre Uranfänge zurückwerfen. Daß ein solches Edikt überhaupt möglich ist, weist auf die erschreckende, längst überholt geglaubte Fehlbeurteilung von Sinn und Aufgabe der Chirurgie hin. Hier klingt etwas mit, was bereits als „Entwissenschaftlichung" bezeichnet wurde. Natürlich haben dabei materielle Gründe ebenso mitgesprochen wie Verwechslungen mit dem Kassenarztrecht. Erschreckend ist aber, wie weit der Chirurg bereits Terrain verloren hat, und welche grundlegenden Konsequenzen sich daraus für die Gesamtbeurteilung der Chirurgie ergeben haben und — sollte der Chirurg nicht endlich seine Aufgabe in ihrem vollen Umfang wahrnehmen — noch ergeben werden.

Chirurg und Öffentlichkeit

„Chirurg" und „Öffentlichkeit", dies sind zwei Begriffe, die sich gegenseitig auszuschließen scheinen. Der in der Stille und unter der Verpflichtung des Schweigens arbeitende Chirurg auf der einen Seite, die auf das aufregend Neue, das Sensationelle ausgerichtete Öffentlichkeit auf der anderen, zwei vom Wesen her einander abgewandte Pole. Der eine braucht die „Nachricht", wobei meist die „schlechte" die „gute" ist; der andere scheut im Interesse seines Patienten, aber auch mit Rücksicht auf Standesgebote, die Publizität.

Dieser Gegensatz hat auch zu schweren Fehlern geführt. Als die Öffentlichkeit sich für medizinische Fragen zu interessieren begann, fehlte dem Publizisten der kompetente Ansprechpartner. Daraus ergaben sich häufig genug Fehlinterpretationen, zu Sensationen hochstilisierte Falschmeldungen über Ereignisse und Personen, wobei besonders der — gar nicht befragte oder zu Wort gekommene — Chirurg Gegenstand von Verdächtigungen oder sogar Verurteilungen wurde. Schuld daran war nicht nur der Journalist, häufig auch der Chirurg, der sich der Öffentlichkeit verschloß und auch zu sachlichen Informationen nicht bereit war.

Ich entsinne mich eines dafür typischen Vorfalls. Der mir befreundete Chefredakteur einer der größten Zeitungen bat mich, als zum ersten Mal nach dem Kriege (in Frankfurt) wieder ein Deutscher Chirurgenkongreß stattfand, doch für seine Zeitung etwas davon zu berichten. Im Anschluß an einen Vortrag ging ich deshalb zu einem der weltweit bekannten deutschen Chirurgen, um ihn um seine Meinung in einer bestimmten Fachfrage zu bitten. Ich war ihm bekannt. Als er hörte, daß ich auch seine Auskunft für einen Bericht in einer der größten Zeitungen verwenden wollte, riß er beide Arme hoch und rief: „Wie können Sie sich auf so etwas einlassen! Mit der Presse will ich nichts zu tun haben!"

Diese Ablehnung „der Presse" wurde von den meisten Chirurgen geteilt. Viele hatten schlechte Erfahrungen gemacht. Sachliche Äußerungen waren — meist aus Unkenntnis der schwierigen Zusammenhänge — unrichtig wiedergegeben oder persönliche Dinge in die Öffentlichkeit gezerrt worden. Daß manches davon Reaktion auf die ärztliche Abschottung gegenüber eben jener Presse war, wurde nicht gesehen. So kamen auch nur wenige auf die Idee, sich die seriöse Presse zum Verbündeten zu machen, soweit das überhaupt möglich ist. Sensationsblätter werden immer lieber über Negatives als über Positives schreiben. Aber alle meine Bemühungen, eine *sachliche Informationsstelle* einzurichten, die über das Werden und Arbeiten des Chirurgen genau berichtet, Entwicklungen und Fortschritte ebenso wie Tagesfragen sachlich darstellt, den Journalisten als Anlaufstelle zur Beantwortung von Fachfragen dient, aber auch den Chirurgen in seinem Tageswerk, in seinem Sorgen und Hoffen um seine Kranken ohne Verherrlichung, aber auch ohne Bösartigkeit beschreibt, blieben erfolglos. Im wesentlichen war es eine Finanzfrage. Deswegen wurde von der Presse nicht berichtet, wie die Arbeit wirklich ablief, sondern wie man sie sich vorstellte. Das Ergebnis war der „Herrscher über Leben und Tod", der „Halbgott in Weiß" und auch der „Beutelschneider". Niemand berichtete von der tatsächlich verzehrenden Arbeit bei Tag und Nacht, von der Last der Verantwortung, von den schlaflosen Nächten vor Sorge um die Operierten.

Immer mehr häuften sich Anschuldigungen anstelle der Anerkennung von Leistungen, die manchmal in der Welt höchste Beachtung fanden, der Öffentlichkeit aber verborgen blieben. Viel mehr Gewicht wurde den Kritikern eingeräumt, den noch immer hoch Angesehenen von seinem Platz, den die öffentliche, weniger die veröffentlichte, Meinung ihm einräumte, herunterzuholen. Dabei waren besonders beliebt die Äußerungen von „Sachverständigen", die nicht einmal über ein Mindestmaß an Sachverstand verfügen konnten. Wenn ein sicher erfolgreicher Industriemanager mit der ganzen Intensität seiner tiefgründigen medizinischen Kenntnisse ein Buch über „Vermeidbare Operationen" schrieb, so wurde ihm breiter Raum in den Gazetten eingeräumt. Besonders begehrt aber waren Beschimpfungen eines professionellen Besserwissers aus der eigenen „Zunft", wobei Thesen und Theorien unter großem Getöse der Öffentlichkeit serviert wurden, die geradezu eine Gefahr für kranke Menschen darstellen, die aber um jeden Preis Aufmerksamkeit erregen wollen. Eine „schlechte" Nachricht ist eben besser als eine „gute", meinen manche Publizisten. Da auch und gerade mit den Vertretern solcher Weisheiten eine Diskussion nicht möglich ist, weil sie statt mit Argumenten mit unbeweisbaren Allgemeinformeln operieren, sind die Verkünder tief enttäuscht, weil sie keine Resonanz finden, und begeben sich schließlich auf Gebiete wie etwa die Sterbehilfe, bei dem die Achtung vor der Menschenwürde jede Gemeinsamkeit mit ihnen ausschließt.

Wenn man von solchen Aposteln absieht, denen gegenüber nur unbedingtes Schweigen geboten ist, so sind an der unguten Entwicklung im Verhältnis zu Teilen der Presse Ärzte, die sich fälschlich distanzierten, nicht ganz unschuldig. Grund dafür war auch ein mißverständliches Verbot von Anpreisung und Werbung in den Standesgesetzen. Natürlich muß dem Arzt alles verboten sein, was ihn anderen gegenüber heraushebt. Aber die Darstellung der wirklichen Leistung darf nicht mit dem Makel der unerlaubten Anpreisung belegt werden. So wird alles unterdrückt, was zu einem richtigen Bild über ärztliche Arbeit und Leistung beiträgt. Natürlich gehört Fingerspitzengefühl dazu, wo und wie Veröffentlichungswürdiges dargestellt wird.

Es wurde verkannt, was RUDOLF NISSEN schon 1961 in einem damals besonders beachteten, aber nicht konsequent ausgewerteten Vortrag in Lübeck gesagt hatte: „Nichts wäre törichter als das Anrecht des Publikums auf Informationen über medizinische Forschungs- und Behandlungsergebnisse zu bestreiten". Und er hatte hinzugefügt: „Vielleicht ist das Fehlen von qualifizierten Mittelsmännern schuld daran, daß kleine Funde gern zu Sensationen umgelogen werden." Ist der Chirurg nicht der geeignete Interpret für solche Mittelsmänner, für qualifizierte Journalisten, um ihnen die Zusammenhänge zu erläutern? Die frühzeitige enge institutionalisierte Kooperation mit solchen Journalisten, die auf Zusammenarbeit warteten, unterblieb jedoch.

Wenn der Journalist — wie FLÖHL es ausdrückt — die Aufgabe hat, öffentlich zu kritisieren, so kann ihm dieses Recht natürlich nur zugestanden werden, wenn er auch den dafür notwendigen Sachverstand im konkreten Fall hat. Da der Journalist selten selbst Arzt ist, braucht er eine ständige erstrangig informierte Bezugsquelle. Ich habe es stets besonders bedauert, daß es auch mit größten Anstrengungen nicht gelungen ist, eine solche Institution zu schaffen.

Wie schon früher möchte ich den Zeitungswissenschaftler und Arzt OTTO ROEGELE zitieren: Wenn Zeus und Athene aus dem Olymp vertrieben worden sind, kann ein einsamer Altar für Asklepios nicht mehr

verlangt werden. Ich glaube, daß unser — vielleicht tragischer — Irrtum
darin liegt, daß wir es nicht wahrhaben wollen, daß es in unserer so
veränderten Welt einfach nicht mehr genügt, nach Kräften gute Chirurgie
zu betreiben und daß das unsere beste „Werbung" sei. So viel Gutgläubig-
keit nimmt uns — ob wir es wahrhaben wollen oder nicht — niemand
mehr ab. Die Öffentlichkeit muß mehr vom Leben und Arbeiten des
Chirurgen erfahren.

Chirurg und Recht

Die Beziehungen zwischen Arzt und Recht, speziell zwischen Chirurg und Recht, die so häufig als ein Ergebnis der modernen Medizin angesehen werden, sind sehr alt. Schon um 2500 vor Christus gibt es in der Stele des babylonischen Königs HAMMURABI eine Kodifizierung von ärztlichen Berufspflichten, eine gesetzliche Gebührenordnung für chirurgische Eingriffe und schwere Strafbestimmungen bei ihrem Mißlingen. HERODOT berichtet von Regeln und Normen ärztlicher Kunst bei den Ägyptern, deren Einhaltung mit Strafandrohung erzwungen wurde. Seitdem sind zu allen Zeiten die Rechtsstellung des Arztes und vor allem sein Verhältnis zum Patienten geregelt worden.

Das Problem unserer Zeit ist das immer stärkere Eindringen der Rechtsprechung in die ärztliche Arbeit, häufig auch in der Funktion des Schiedrichters. Dadurch verstärkt sich die vorgegebene Diskrepanz zwischen der oft notwendigen Sofortentscheidung des Chirurgen und dem zeitversetzten Urteil des Richters, zwischen dem ex ante des Arztes und dem ex post des Juristen, besonders aggraviert durch die Verschiedenartigkeit der „Sprache" von Medizinern und Juristen und nicht zuletzt durch die Flut von Rechtsvorschriften und das nicht mehr quantifizierbare Richterrecht, das die Normen interpretiert (WEISSAUER).

Die Verrechtlichung der Medizin — so unabdingbar sie ist — bürdet den Chirurgen allein durch die Masse der Texte, die er kennen sollte, eine Fülle von Mehrarbeit auf und verunsichert ihn täglich mehr, obwohl ihr Sinn und Zweck gerade das Gegenteil ist. So wird — wie kürzlich ein Chirurg glossierte — es nicht mehr weit sein, daß das Verhältnis von Arzt und Patient auf die Ebene der Anwälte von Chirurgen und Patienten verschoben wird.

Dabei verkennt kein aufgeschlossener Chirurg die Notwendigkeit der Normierung, die überdies auch noch durch eigene Standesrichtlinien verstärkt wird. Von der Regelung des Zugangs zum ärztlichen Beruf, die schon der Stauferkaiser FRIEDRICH II. vornahm, spannt sich ein weiter Bogen bis zu dem immer differenzierter werdenden Facharztwesen unserer Zeit, seinen Anforderungen und Abgrenzungen, den Formen der Berufsausübung in ihren vielen Vorschriften, die großenteils noch im Bereich ärztlicher Autonomie liegen, bis zur forensischen Kontrolle der Qualität chirurgischer Leistungen im Zivil- und Strafverfahren. Die Tatsache, daß es im Bürgerlichen Gesetzbuch keine Bestimmungen über den ärztlichen Behandlungsvertrag oder über den sog. „Kunstfehler" gibt, hat zu einer Vielzahl von z. T. höchstrichterlichen Entscheidungen geführt, die der Chirurg kennen sollte, um sich vor zivil- oder gar strafrechtlichen Sanktionen zu schützen.

Die Unterordnung des Heileingriffs unter die Körperverletzungsdelikte, die so starken emotionalen Widerspruch der Ärzteschaft provoziert, und nicht zuletzt das große Problem der ärztlichen Aufklärungspflicht sind eine Quelle ständiger Beunruhigung und oft genug ärztlicher Fehlbeurteilung. Wer sich mit diesen, dem Arzt kompliziert erscheinenden, Rechtsüberlegungen befaßt, wird selbst als Arzt mehr dem jetzigen Zustand zuneigen als einem sonst zu erwartenden Gesetzesperfektionismus, der zwangsläufig noch engere Grenzen setzen würde. Natürlich bürdet das Problem dem Arzt in hohem Maße eine Qualitätssicherungspflicht auf.

Nicht verkannt werden darf die Tatsache, daß mit der fortschreitenden Verrechtlichung der Medizin, die jedes ärztliche Handeln rechtlicher Beurteilung unterwirft, aus dem ärztlichen Heilauftrag der juristisch überprüfbare Behandlungsvertrag wird. Der Heilauftrag des Arztes, der aus der Hilfsbedürftigkeit des Mängelwesens Mensch (Buchborn) entstanden ist, und seine Verantwortlichkeit gegenüber Leid und Kranksein, die der Philosoph HANS JONAS in der Elementarsituation der elterlichen Verantwortung für das hilflose Neugeborene vorgegeben sieht, kann in juristischer Sicht nur sehr viel nüchterner beurteilt werden. Auch wenn die Rechtsprechung den ethischen Standesnormen das ihnen zukommende Gewicht einräumt, hat das Rechtsverhältnis Arzt-Patient für solche Beurteilungen naturgemäß wenig Platz.

Andererseits enthält sich die Rechtsprechung bewußt jeglicher Reglementierung, wenn es etwa um die Behandlungsmethode geht. Gerade die gewährte Methodenfreiheit ist eine wichtige Basis für ein sich bildendes

Vertrauensverhältnis des Kranken zum Arzt. Im Bewußtsein des Risikos, das er eingeht, „schenkt" der Kranke dem Arzt sein Vertrauen. Mit dem Wort „schenken" kommt der ganz persönliche Akt der Zuwendung zum Ausdruck. Der Kranke macht dieses „Geschenk" nur dann, wenn er von seiner Berechtigung überzeugt ist. Das Hineintragen von Rechtsbeziehungen könnte gerade an dieser Stelle des Arzt-Patienten-Verhältnisses besonders störend wirken, weil Vertrauen sich mehr auf Gefühle aufbaut als auf Wissen. Zwar stützt die Kenntnis von besonderen Leistungen eines Arztes das sich bildende Vertrauen zu diesem Arzt, letztlich erwächst es aber aus dem Gefühl, sich diesem Arzt „anvertrauen" zu können. Das Verhältnis zum Arzt ist ein rein personales. Mit Recht sagt WACHSMUTH: „Das Kollektiv hat im ganzen ärztlichen Bereich, insbesondere aber in der Partnerschaft gegenüber dem kranken Menschen, keine Berechtigung".

So stark sich die Rechtsprechung im Arzt-Patienten-Verhältnis auch auswirkt, so läßt sie doch viele Räume frei, die — soweit nötig — auszufüllen, eine wichtige *ärztliche* Aufgabe ist. Hier kommt es darauf an, Strategiekonzepte zu entwickeln, die ärztliche Vorstellungen verwirklichen, bevor wegen des Fehlens verbindlicher ärztlicher Aussagen die Rechtsprechung selbst eingreift oder gar eingreifen muß. Wieder ist es der Jurist WEISSAUER, der wiederholt darauf hinweist, wie groß die ärztliche Verpflichtung ist, ärztliche Fragen *möglichst selbst* zu regeln.

DIE AUFKLÄRUNGSPFLICHT

Gerichte wägen aus der Distanz mit der gebotenen Abgewogenheit. Chirurgen müssen oft aus der Situation heraus kurz entschlossen entscheiden. Aus diesem *Entscheidungszwang* heraus beanspruchen viele Ärzte auch *Entscheidungsfreiheit* und betrachten sie als ihr selbstverständliches Recht, das sich aus dem ihnen vom Patienten entgegengebrachten Vertrauen herleitet. Für den Juristen ist — wie wir sahen — jeder ärztliche Eingriff eine Körperverletzung, die nur dann nicht strafbar ist, wenn der Kranke rechtswirksam darin eingewilligt hat. Was für den Juristen eine Frage der Rechtssystematik und der Rechtskonstruktion ist, erscheint dem Arzt als eine Diskriminierung. Gerade an diesem Unterschied der Auffassungen scheiden sich die Geister, auch wenn das Trennende im Grunde nur gering ist. Das Selbstbestimmungsrecht des Einzelnen setzt ihn und nur ihn instand, Behandlungen, Eingriffe an seinem Körper zu dulden oder zu verweigern. Die Persiflierung des

Selbstbestimmungsrechts im „Dritten Reich" ist vielleicht einer der unausgesprochenen Gründe für eine Forcierung in unserer Zeit.

Daß diese Betonung des Selbstentscheidungsrechts zu Forderungen selbst höchster Gerichte führt, die manchmal weit über das hinausgehen, was sinnvoll zu verlangen ist (etwa Unterrichtung eines zu operierenden Kranken über Risiken im Verhältnis 1:1000 oder 1:2000, im „Rektoskopieurteil" sogar 1:10000 oder 1:20000) entspricht wohl dem deutschen Sinn für Perfektion. Andererseits werden der Rechtsprechung auch Forderungen unterstellt, die sie verständigerweise nicht erhoben hat (etwa die Aufklärung Schwerstkranker). Obwohl jeder Arzt verstehen wird, daß das Recht jeden vor Willkür schützen muß — er würde das als Patient auch für sich verlangen —, fühlen sich manche, insbesondere ältere, Ärzte verletzt, wenn verlangt wird, den Kranken richtig aufzuklären und seine Entscheidung zu respektieren. Hier wird — manchmal nicht mit Unrecht — unangebrachtes Mißtrauen vermutet.

Belastet wird das Verhältnis zwischen dem Arzt, der die Grundlagen seines Arzttums bedroht sieht, und der Rechtsprechung, die auf der alleinigen Verfügungsberechtigung des Menschen über seinen Körper aufbaut, durch Emotionen auf der einen Seite und Übertreibungen auf der anderen. Obwohl bisher kein Gericht vom Arzt verlangt hat, er müsse seinem Kranken schonungslos etwa die Diagnose „Krebs" eröffnen, werden solche Argumente unter dem Eindruck anderer unverständlicher Forderungen der Gerichte ins Feld geführt. Der Schaden, der dem Kranken dadurch zugefügt würde, spräche in den Augen mancher, gerade der besten Ärzte, gegen die ihnen unerbitterlich erscheinende *Aufklärungspflicht*, obwohl gerade die Aufklärung über den Kranken schädigende Diagnosen nicht verlangt wird. Je dringender ärztliche Hilfe ist, um so weniger Aufklärung ist erforderlich. Je weniger zwingend dagegen, je aufschiebbarer also der Eingriff ist, um so genauer muß die Aufklärung sein. Das ist ein auch von jedem Arzt vertretbarer Grundsatz.

Wird die Aufklärungspflicht dagegen so überzogen, wie die obigen Beispiele es andeuten, dann wird die Konsequenz des Arztes eher die Verweigerung sein, eine mit solchen Auflagen belastete Operation vorzunehmen. Das führt am Ende unausweichlich zur *defensiven Medizin*.

Aufklärung kann unter Umständen nur ein Chirurg vornehmen, der die Materie voll beherrscht, jede Frage des Kranken beantworten kann und das mit dem unentbehrlichen menschlichen Einfühlungsvermögen und Verständnis für die bedrängte Lage des Patienten tut. Das kann nur ein erfahrener Chirurg sein, dessen Arbeitskraft und -zeit dadurch beträchtlich belastet wird. Wenn man dann berücksichtigt, wie wenig der Durchschnittspatient trotz aller Mühe und Sorgfalt des aufklärenden Arztes wirklich von dem Gesagten versteht, dann ist es verständlich, wie schwer es dem Chirurgen wird, in der Hast des Arbeitstages die notwendige Zeit und Ruhe aufzubringen. Da aber immer wieder Patienten, bei denen sich der Arzt auch bezüglich der Aufklärung besondere Mühe gegeben hat, nachträglich darüber klagen, gar nichts von dem gewußt zu haben, was ihnen bevorstand, tritt *neben* das *Aufklärungsgespräch* gleichrangig die *Dokumentationspflicht*. Der Arzt muß beweisen können, was er dem Kranken gesagt hat; es muß deshalb dokumentiert sein.

Da eine Totalaufklärung unmöglich ist und illusionär wäre, brauchen Arzt und Patient leicht verständliche Hilfsmittel. Auf dieser Grundlage hat WEISSAUER seine *„Stufenaufklärung"* entwickelt, sie geht davon aus, daß in der ersten Stufe in einem kurzgefaßten, auch einem einfachen Menschen verständlichen, ihn über das Wesentliche unterrichtenden und doch bewußt schonenden *Merkblatt* die notwendigsten Informationen über die Krankheit und ihre Gefahren sowie über den vorgeschlagenen Eingriff und seine Risiken gegeben werden, die nach ärztlicher Auffassung für die Entscheidung über Zustimmung oder Ablehnung zur Operation notwendig sind. In der zweiten Stufe, dem *Aufklärungsgespräch*, das der individuellen Unterrichtung über Art und Umfang seiner Erkrankung und der vorgeschlagenen Behandlung dient, erhält der Kranke Gelegenheit, alle ihn interessierenden Fragen, wenn er es will, auch über die seltenen Risiken zu stellen, die im Merkblatt nicht aufgeführt sind.

In aller Regel ist der Patient bereits *vor* seiner Krankenhausaufnahme durch den einweisenden Arzt und bei seiner Aufnahme durch den aufnehmenden Arzt über seine Krankheit unterrichtet. Das Merkblatt, das dem Kranken bei der ersten Untersuchung durch den *Stationsarzt* ausgehändigt wird, informiert ihn dann eingehender über sein Leiden, während die *Entscheidung im Aufklärungsgespräch* getroffen wird, nachdem Klarheit über die beabsichtigte Therapie besteht. Abschließend *dokumentiert* der Kranke seine Entscheidung für oder gegen den vorgeschlagenen Eingriff, die auf dem Merkblatt festgehalten wird.

Wird dieses System dadurch zunichte gemacht, daß etwa eine Schwester dem Kranken das Merkblatt in die Hand drückt und seine Unterschrift verlangt, daß also die entscheidenden Komponenten, das Aufklärungsgespräch und die Erklärung des Patienten über Zustimmung oder Ablehnung des vorgeschlagenen Eingriffs im Beisein des Arztes, unterbleiben, dann ist an einem solchen groben Fehlverhalten nicht das System schuld, sondern die Menschen, die es mißbrauchen.

Die immense Zahl der inzwischen verwendeten Merkblätter, die — interessanterweise *häufig mit Unterstützung der jeweiligen wissenschaftlichen Gesellschaften und/oder Berufsverbände* — auch für weitere Fachgebiete erschienen sind, sowie die Tatsache, daß seither in *keinem einzigen Fall bei der Verwendung dieser Merkblätter ein Verstoß gegen die Aufklärungspflicht* gerichtlich festgestellt wurde, beweist, daß damit die richtige Form der Aufklärung gefunden wurde. In einem bekannt gewordenen Fall wurde das Merkblatt falsch verwendet, indem es einem der deutschen Sprache nicht mächtigen Ausländer ausgehändigt wurde, der damit nichts anfangen konnte.

Insgesamt vier wissenschaftliche Arbeiten, die sich mit der Frage befassen, *wie* die Kranken diese Merkblätter *aufnahmen*, insbesondere ob sie sich dadurch verängstigt oder gar geschockt fühlten, bestätigen die täglich in den damit versorgten Krankenhäusern zu beobachtende *Aufgeschlossenheit, oft sogar Dankbarkeit der Patienten* über diese schonende und doch eindringliche Form der Aufklärung. Es ist zu hoffen, daß der der Stufenaufklärung zu verdankende Rückgang des Vorwurfs unterlassener oder unzulänglicher Aufklärung sich eines Tages auch auf die *Haftpflichtversicherungsprämien* auswirken wird. Die manchmal emotionalen, manchmal (auch aus juristischer Feder) unverständlichen und unbegreiflichen Äußerungen zur Aufklärungspflicht und speziell auch zur Stufenaufklärung sind inzwischen verstummt. Es muß bei dieser Beruhigung erhofft werden, daß — nach der sichtbaren und erfolgreichen Bereitschaft von ärztlicher Seite, sich dieser Pflicht in angemessener Weise zu unterziehen — auch von höchstrichterlicher Stelle eine Reduzierung der überhöhten Anforderungen erfolgt.

AUFKLÄRUNGSPFLICHT UND ETHIK DES CHIRURGEN

Nach hippokratischer Überlieferung, die jahrhundertelang als Maßstab ärztlichen Handelns galt, basierte die Verantwortung des Arztes auf seiner persönlichen moralischen Grundhaltung. „Heilig und fromm sollen ärztliches Leben und ärztliche Kunst sein". Jetzt herrscht vielfach der Eindruck, als habe Wissenschaft, technische Perfektion und Sicherheit des Apparates in der Sicht des Patienten die aus der persönlichen Ethik des Arztes erwachsene Qualifikation verdrängt. Seine Verantwortung sei zur Verantwortung für die Wissenschaft geworden. Wie verträgt sich das mit der wachsenden Kritik am wissenschaftlichen Fortschritt, an technischen Leistungen, an der „Legitimationskrise der Wissenschaft" und der ihr folgenden Grundfrage nach den moralischen Grenzen jeglicher ärztlicher Maßnahme?

Mit dem Schwinden der allein in der eigenen Ethik begründeten Verantwortung des Arztes ergibt sich die wachsende Aufgabe des Chirurgen, den *Kranken zum Mitträger der Verantwortung* zu machen. Der Chirurg hat dadurch, daß er den Patienten von der Notwendigkeit und dem Nutzen einer geplanten Maßnahme überzeugt, eine grundlegend andere Position gegenüber dem Kranken. Wir haben daher vom „ärztlichen *Recht* zur Patientenaufklärung" gesprochen. Die Verantwortung gerade für die nun möglich gewordenen großen Eingriffe läßt sich schwerlich allein aus der Überzeugung des Chirurgen in seine eigene Leistungsfähigkeit tragen; der Kranke muß zum Partner geworden sein, der weiß, was er zu seinem Teil auf sich nimmt. *Den Patienten aufzuklären, sollte deshalb darin münden, ihn zu überzeugen.* Damit erhält der als drückende Pflicht empfundene ärztliche Auftrag eine weitere, eine neue Dimension und damit eine tiefere ethische Begründung. Dietrich Rössler spricht von einer „Verantwortungsethik" und Hans Jonas vom „Prinzip Verantwortung".

Die Grenzen, die sich einer, so gesehenen vornehmlich moralisch begründeten Patientenaufklärung stellen, sind jedem Chirurgen klar. Er wird sich eher dieser immer bedeutsamer werdenden Aufgabe unterziehen, je mehr er einsieht, daß die ständig wachsende Chirurgie mit ihren immer größeren, immer einschneidenderen, immer gefährlicheren Eingriffen nur bewältigt werden kann durch eine tiefe Einsicht in das Gewicht der eigenen Verantwortung und durch die Notwendigkeit der Beteiligung des Kranken an dieser Verantwortung — soweit dies nur möglich ist: *Aufklärung als moralische Aufgabe.*

PROBLEME DER BEGUTACHTUNG

Gutachten zu erstatten, wird von vielen Chirurgen als eine lästige Pflicht angesehen, die sie von ihrer eigentlichen chirurgischen Aufgabe abhält und überdies leicht in den Verdacht mangelnder Objektivität bringen kann. Die Begutachtung ist aber — zumal in Verfahren gegen Ärzte vor Zivil- oder Strafgerichten — eine besonders verantwortliche Tätigkeit, die

nicht nur ein sicheres chirurgisches Fundament voraussetzt, sondern auch
die erforderliche Kenntnis der Aufgaben eines Sachverständigen vor
Gericht.

Damit ist zum Ausdruck gebracht, daß der Auftrag des Gutachters in
einer objektiven Bewertung des ursächlichen Zusammenhangs zwischen
angeschuldigter Einwirkung und eingetretenem Ergebnis besteht.

Im Verfahren gegen Ärzte wird dieser Auftrag häufig besonders
schwierig, weil der Sachverständige weiß, daß er vielfach von besonderem
Mißtrauen begleitet wird. Das hat sich beispielsweise in einem Beschluß
des 52. Juristentages gezeigt, worin der Ärzteschaft nahegelegt wurde,
daß „für den Arzt bei jeder Befassung mit den Folgen ärztlicher Behandlung ausnahmslos Objektivität vor Kollegialität geht". Selbst der Bundesgerichtshof hat es für nötig befunden festzustellen, daß manche Gutachter
Schwierigkeiten hätten, sich von überholten und der Rechtsordnung
widersprechenden Standesregeln freizumachen. Wird hier also in aller
Deutlichkeit der Verdacht geäußert, Gutachter nähmen nach dem Satz,
eine Krähe hacke der anderen kein Auge aus, gern den ärztlichen Kollegen
unbegründet in Schutz, so drängt sich in letzter Zeit eher der gegenteilige
Eindruck auf. Verallgemeinerungen sind auf jeden Fall nicht am Platz.
Eindeutig gilt, daß das Votum weder unberechtigt positiv noch unbegründet negativ sein sollte.

Für den Chirurgen ist ein weiterer Gesichtspunkt besonders berück-
sichtigenswert. Bei der Stellungnahme zur angewandten Methodik sollte
weder das eigene Verfahren als allgemein-gültig herausgestellt noch ein
anderes apodiktisch abgelehnt werden, wenn dieses *auch* vertretbar ist.
Und: nicht nur die *eigene* Meinung des Gutachters hat zu gelten, wenn bei
sorgfältigem Abwägen des Für und Wider auch eine *andere* eine Berechtigung hat. Besonders sorgsam sollten solche Abwägungen dann erfolgen,
wenn der Gutachter und der Arzt, dessen Handeln oder Unterlassen zu
beurteilen ist, aus ganz unterschiedlichen Arbeitsstätten kommen. Der
Sachverständige aus einer Universitätsklinik wird verleitet sein, seine
Maßstäbe anzulegen, die sich von denen eines niedergelassenen Chirurgen oder eines im kleinen Krankenhaus tätigen wesentlich unterscheiden.
Stets haben wir deshalb gefordert, daß der Gutachter möglichst aus dem
gleichen chirurgischen Milieu kommen sollte wie der betroffene Arzt. Da
das Gericht ja ex post urteilt, ist es erforderlich, die Situation ex ante
möglichst aus der gleichen Perspektive zu sehen wie der Beklagte bzw. der
Angeschuldigte.

Richter, die häufig mit chirurgischen Gutachten zu tun haben, rügen, daß Gutachter mitunter die *vom Gericht gestellten Fragen nicht oder nicht richtig beantworteten,* sondern ihre persönliche Ansicht zum Ausdruck brächten, die durchaus nicht allgemeingültig zu sein brauche. Sie nähmen auch nur selten die Möglichkeit wahr, eine Änderung der Fragen zu erbitten, wenn sie ihnen unbeantwortbar erschienen. Hüten sollte sich der Gutachter auch vor einer *rechtlichen Würdigung* des Falles. Das ist Sache des Gerichts und nicht des Gutachters.

In Arztverfahren bereitet die Gewinnung geeigneter Gutachter manchmal gewisse Schwierigkeiten, weil fachlich zuständige Sachverständige sich gelegentlich selbst für *befangen* erklären oder sogar müssen. Die Forderung lautet: Der richtige Sachverständige (Carstensen).

Die *Verkennung der Verfahrensgrundlagen* in anderen Streitfällen (ob es sich z.B. um einen Haftpflichtfall oder einen Arbeitsunfall nach der Gesetzlichen Unfallversicherung oder um einen nach den Grundsätzen der Privaten Unfallversicherung abzugeltenden Fall handelt) führt nicht selten zu einer falschen Entscheidung, weil das Gericht diese Kenntnis beim Gutachter voraussetzt.

Die Einschaltung der *Schiedsstellen der Ärztekammern,* die sich besonders bewährt haben, sollte häufiger und früher erfolgen, um eine möglichst schnelle objektive Klärung herbeizuführen, dem Geschädigten zu seinem Recht zu verhelfen bzw. den zu Unrecht angeschuldigten Chirurgen zu entlasten.

Gutachterliche Tätigkeit ist eine so wichtige Aufgabe des Chirurgen, daß auf die Schulung besondere Zeit verwendet werden sollte. Auch hier ergibt sich nicht alles von selbst, und es sind nicht nur sehr gründliche Kenntnisse und Erfahrungen auf chirurgischem Gebiet erforderlich. Da gerade der Gutachter sehr im Mittelpunkt der öffentlichen Beurteilung steht, darf er nicht so leicht angreifbar sein, wie das jetzt noch gelegentlich der Fall ist. Deswegen wird sich der Berufsverband der Deutschen Chirurgen auch dieser Aufgabe annehmen, Chirurgen auf diese Tätigkeit vorzubereiten. Daneben ist es nötig, in den immer häufiger werdenden Strafverfahren gegen Chirurgen den Anwälten und Gerichten auch Gutachter mit besonderen Erfahrungen auf dem zur Verhandlung stehenden chirurgischen Gebiet vorschlagen zu können, bei denen eine einwandfreie Beurteilung gewährleistet ist.

Fehlleistungen im Gesundheitswesen

Fehlende oder unzulängliche Voraussicht auf der einen Seite, gezielte Steuerung in eine gefährliche Richtung auf der anderen, sind bedrückende Elemente der Gesundheitspolitik besonders der 70er Jahre.

Eine scheinbare Wirtschaftsblüte verleitete anstatt zu einer haushälterischen Vorsorgepolitik vielfach dazu, Denkmäler zu errichten, die — mehr zum höheren Ruhm des Erbauers gedacht — nun zur Belastung werden. Zu diesen Denkmälern gehören auch *Krankenhausbauten* ohne regionale oder gar überregionale Bedarfsabstimmung. Wir haben immer wieder vergeblich die Notwendigkeit kompetenter ärztlicher Beratung über Standort, Größe und innere Gliederung gefordert. Alle wußten es besser als jene, die später darin arbeiten sollten. Sie wurden und werden nicht gefragt. So entstand da und dort nicht nur ein Überangebot, ein Bauen am Bedarf vorbei, sondern auch ein Zuviel an Krankenhausbetten. Die Bettenzahl war eine magische Zahl geworden.

Etwa zur gleichen Zeit traf das mißverstandene Wort von der *„Bildungsexplosion"* aufnahmebereite Ohren. Erinnern wir uns: Die Sucht nach Egalisierung führte auch zu einem Kampf gegen die herausragende Figur des gebildeten, leistungsfähigen und angesehenen Arztes. Dieses Ziel ließ sich am einfachsten erreichen, indem möglichst Viele in den ärztlichen Beruf (ebenso wie in die anderen akademischen Berufe) gedrängt wurden, wobei nachhaltige Veränderungen in Schule und Universität diesen Weg ebneten.

So stehen wir jetzt vor der von uns schon lange prognostizierten *Arztschwemme*, die täglich drückender wird. Obwohl im wesentlichen Produkt einer verfehlten Bildungspolitik, wird sie in einzelnen Medien mit Vorliebe ausgerechnet den Ärzten angelastet, die daran gewiß am wenigsten schuld sind. Wer sägt denn schon selbst den Ast ab, auf dem er sitzt? Daran sind wohl andere ineressiert. Jetzt aber, wo die Zahl der auf die Universitäten Gelockten lawinenartig anschwillt, droht ihnen die *Zulassungsbeschränkung* und damit praktisch die *Aussichtslosigkeit im Beruf.* Es ist klar, daß solche Massen nicht unterzubringen sind. An der Rechtmäßigkeit solcher Beschränkungen besteht nach mehreren vorliegenden Gutachten kein Zweifel. Das Erschütternde aber ist, daß dieser Zustand vorherzusehen war und von uns auch vorhergesehen wurde. Wenn die damalige Regierung das nicht sah, so fällt es schwer, dahinter keine Absicht zu vermuten. Zulassungsbeschränkungen schützen die Niedergelassenen, versperren aber den zur Niederlassung Gezwungenen diese oft einzige Berufschance. Was soll denn ein junger Arzt tun, wenn sein Dienstvertrag abgelaufen ist und er keine neue Stelle im Krankenhaus bekommt? Er wird nicht nur arbeitslos, sondern er verliert auch in kürzester Zeit den wissenschaftlichen und praktischen Anschluß an die fortschreitende Chirurgie. Andererseits bedroht eine ungebremste Vermehrung chirurgischer Praxen die Existenzgrundlage der bereits freiberuflich Tätigen.

Alles zwingt zu einer frühzeitig einsetzenden, sachlich begründeten und wirksamen *Bremse vor* Studienantritt. Bis dahin aber wird der *Verteilungskampf* offen entbrennen, wie die vergebliche „Konzertierte Aktion" im Frühjahr 85 bereits überdeutlich gezeigt hat. Dabei sollte festgehalten werden, daß die Kassenärzte nachweislich am frühesten und nachhaltigsten *finanzielle Opfer* gebracht haben, obwohl die Praxiskosten ebenso nachweislich ständig steigen wie die Fallzahlen permanent abnehmen.

Die unaufhörlich geforderte *Anbindung der ärztlichen Einnahmen an die Grundlohnsumme* widerspricht allen Vorstellungen von einer freiheitlichen Medizin. In unserem System, in dem aber im Grunde nur noch wenige Relikte einer solchen freiheitlichen Grundordnung vorhanden sind, scheint sie aber bei aller tiefen inneren Ablehnung immer noch vernünftiger als der Verzicht darauf und damit permanente weitere Einnahmeeinbußen.

Daß das bereits erwähnte sog. „*Hausarztmodell*" einzelnen Arztgruppen als Existensicherung vorschwebt, ist aus ihrer Sicht verständlich, ändert aber nichts daran, daß es zu den gravierendsten Fehlern und Rückfällen in längst überwunden geglaubte Zeiten gehören würde.

So bietet sich das Bild einer *zerstrittenen Ärzteschaft,* die nun selbst nach dem Gesetzgeber ruft, nachdem sie jahrelang das einzige Heil in der

128

Selbstverwaltung sah. Ist das das erwünschte Ergebnis einer gezielten ideologisch fixierten Politik? Und dient dieser jetzt erst in den Anfängen sichtbar werdende, aber unvermeidliche Qualitätsverlust der Krankenversorgung? Die Frage, wer das zu verantworten hat, wird eines Tages gestellt werden.

Daß eine *Beitragserhöhung der Gesetzlichen Krankenkassen tunlichst vermieden* werden sollte, ist evident. Es wird aber wohl nur gelingen, wenn sie von *Zwangsauflagen* befreit wird, von denen bereits die Rede war, und wenn eine *Selbstbeteiligung* erfolgt, mindestens für die große Zahl selbstverschuldeter Krankheiten. Nach Angaben des Präsidenten der Bundesärztekammer, Dr. KARSTEN VILMAR sind allein die Folgen des Alkoholismus wie Unfälle, Krankheiten, Todesfälle, Arbeitsunfähigkeit und Minderung der Erwerbsfähigkeit mit jährlich rund 15 Milliarden DM zu veranschlagen. Sie werden — soweit sie Sozialversicherte betreffen — anstandslos von der Allgemeinheit übernommen. Jegliche Form einer Selbstbeteiligung auch an weiteren selbstverschuldeten Störungen und ihren Folgen wird nicht einmal in Erwägung gezogen. Dabei ist es interessant, daß in der Bundesrepublik Deutschland im Jahre 1983 mehr als 45 Milliarden DM für alkoholische Getränke und fast 25 Milliarden DM für Tabakwaren, zusammen also 70 Milliarden allein für diese beiden Suchtmittel, ausgegeben wurden. Das sind 70% der Gesamtausgaben der Gesetzlichen Krankenversicherung im Jahre 1983. Die Gesetzlichen Krankenkassen gaben 1973 41,0 Milliarden DM, 1979 schon 77,4 Milliarden, 1981 92,2 Milliarden und 1983 95,7 Milliarden DM aus. Im einzelnen waren das 1983 6,6% für Zahnersatz, 6,3% für Zahnärzte, 30,9% für das Krankenhaus, 5,8% für Krankengeld, 17% für Ärzte, 5,2% für Heil- und Hilfsmittel, 14,4% für Arzneimittel aus Apotheken und 8,8% für Sonstiges.

Nach einer anderen Statistik über den „*Kostenpunkt Krankheit*" wurden 1981 dafür 210 Milliarden DM aufgewandt. Davon entfielen auf Vorbeugung 13 Milliarden, auf Behandlung 118 Milliarden, auf Verwaltung, Forschung und anderes 11 Milliarden. Im einzelnen: Krankenhaus: 42 Milliarden, Arzt und Zahnarzt: 33 Milliarden, Lohnfortzahlung: 30 Milliarden, Arzneien, Heil- und Hilfsmittel: 26 Milliarden, Renten: 20 Milliarden, Vorbeugung, Betreuung: 13 Milliarden, Krankengeld und anderes: 13 Milliarden, Zahnersatz: 11 Milliarden, Verwaltung und anderes: 8 Milliarden, Kuren: 6 Milliarden, Rehabilitation: 5 Milliarden, Medizinische Forschung und Ausbildung: 3 Milliarden. Wenn allein in der Bundesrepublik Deutschland das Gesundheitswesen — oder das, was wir so bezeichnen — in 25 Jahren (von 1960 bis 1985) um mehr als das Zwanzigfache (von 10 auf 210 Milliarden) teurer geworden ist, dann rückt die Grenze der Bezahlbarkeit nahe.

Die vorwiegend ökonomische Beurteilung der Probleme von Gesundheit und Krankheit hat die Gewichte verschoben. Von Opfern zugunsten der Gesundheitserhaltung ist nicht mehr die Rede. Die Kosten waren zu allen Zeiten groß und wuchsen ständig. Nie zuvor aber ist die ärztliche Versorgung der Sozialversicherten „so einseitig unter dem Blickwinkel der Kostendämpfung beurteilt worden wie heute" (der bisherige Vorsitzende der Kassenärztlichen Bundesvereinigung, Dr. MUSCHALLIK).

Das „Sachleistungsprinzip" bringt es mit sich, daß *der Kranke nichts von dem weiß, was seine Krankheit kostet.* Er wird deshalb weder animiert noch ist er verständlicherweise besonders daran interessiert, Kosten zu sparen, deren Ausmaß ihm ja unbekannt ist. Er verliert damit aber nicht nur in gewissem Maße ein Eigeninteresse, sondern auch die Selbstverantwortung. Statt dessen wird Verlangen und Anspruch gezüchtet. Dieses System der Selbstentmündigung trägt den Keim der Selbstzerstörung in sich. Das mag abwertend klingen, ist aber durchaus menschlich.

Die gewaltigen Kosten eines einzigen Tages der „Arbeitsunfähigkeit" sind den Versicherten praktisch unbekannt. So unbestritten segensreich die uneingeschränkte Lohnfortzahlung bei wirklichen Krankheiten ist, so pervertiert die Ausuferung des Begriffs „Krankheit" auf kleine Befindensstörungen, die den Selbständigen niemals zur Einstellung seiner Arbeit veranlassen würden, das ganze System und bringt es in ständig steigende Finanznot. Entgeltfortzahlung und Krankengeld betrugen 1979 31,8 Milliarden DM. 1% Krankenstand bedeutet neben den Sach- und Barleistungen der Krankenkassen und Betriebe den Ausfall von rund 220000 Arbeitnehmern täglich.

Die Kostendämpfungsgesetze der vorigen Bundesregierung blieben ungeeignet, die sich laufend verschlechternde Wirtschaftslage der Gesetzlichen Krankenversicherung zu bessern. Das konnte auch nicht anders sein, wenn zur Sanierung der Rentenfinanzen den Krankenkassen hohe Beträge entnommen, ihnen andererseits aber die Aufwendungen z. B. für die Abtreibung aufgezwungen wurden. Letztlich wurden stets angebliche Kostensteigerungen im *ambulanten ärztlichen Bereich* für die Finanzmisere verantwortlich gemacht, obwohl gerade er sichtbar unterhalb der Grundlohnsummensteigerung geblieben war. Die Ärzte wurden in ihrer Gesamtheit an den Pranger gestellt, weil sie angeblich allesamt zu viel verdienten. Dafür gibt HELMUT SCHOECK die folgende Erklärung: „Die Befürworter einer egalitären sozialistischen Gesellschaft brauchen eine Politik des Neides gegen Ärzte und Chirurgen, weil diese dem sozialistischen Versuch im Wege stehen, in der Bevölkerung das uralte und natürliche Gefühl für die Gerechtigkeit von überdurchschnittlichen Belohnungen für ungewöhnliche Leistungen zu zerstören".

Wie stiegen denn die Honorare wirklich? 1975 lag nach FRIEDHELM OST das zu versteuernde Durchschnittseinkommen der niedergelassenen Ärzte bei DM 149000. 1976 mußten die Ärzte einen tatsächlichen Einkommensverlust von DM 11140 hinnehmen. Bei weiter kräftig wachsenden Praxiskosten ist der Umsatz nur um knapp 2,7% gestiegen, 1977 und 1978 nur noch um 1%. Die Praxiskosten stiegen um 10%. Das reale Bruttoeinkommen der niedergelassenen Ärzte sank von 1975 bis 1978 um 16%. Von 1968 bis 1977 lag der Zuwachs bei Arbeitnehmern bei 102%, bei niedergelassenen Ärzten bei knapp 67%. Praxis-, Personal- und Sachkosten sind in den letzten 10 Jahren um über 200% gestiegen. Letzte Statistiken weisen aus, daß der Praxis*kostenanstieg* 1982 mit 51,3% um 1,9% über dem Wert von 1981 lag, daß der Betriebskostenanteil in der ärztlichen Praxis insgesamt 1982 um 5,4% gestiegen, das Durchschnittseinkommen aber um 2,4% gesunken ist.

Dieser kleine — vorweggenommene — Einblick in die Honorarsituation des niedergelassenen Arztes beweist in erschreckendem Maße die Fehlbeurteilung bei den Ursachen der sog. „Kostenexplosion". So wenig eine weltweite laufende Kostensteigerung in der Krankenversorgung wegzudiskutieren ist, so notwendig ist es, die Ursachen dieser wachsenden Kosten ideologiefrei zu analysieren und — soweit das überhaupt möglich ist — die Kosten den tatsächlichen Verursachern aufzuerlegen. Dabei wird immer ein großer Teil auf das Konto der Weiterentwicklung der Medizin und speziell der Chirurgie gehen, und nichts wäre verfehlter als allein ökonomische Faktoren in Form einer Kosten-Nutzen-Rechnung zu berücksichtigen und beckmesserhaft mit dem Rechenstift den Wert der Medizin beurteilen zu wollen.

Die wirtschaftliche Lage des Chirurgen

Jahrzehntelang war es kein Thema unter Chirurgen, über Geld zu reden, nicht weil sie es im Überfluß besessen hätten oder verdienten, sondern weil die fachliche und die ethische Seite ihrer Tätigkeit allein im Mittelpunkt standen. Dabei war allerdings meist sichergestellt, daß der Chirurg wegen seiner — andere Berufe meist übertreffenden — psychischen und physischen Belastung, seiner weitaus längeren Arbeitszeit und seiner extremen Verantwortungslast wenigstens wirtschaftliche Sorgen nicht zu haben brauchte. Er konnte es sich deshalb leisten, darüber nicht nachdenken zu müssen, andererseits aber häufig Menschen unentgeltlich zu behandeln. Das Wort „Honorar" hatte im übrigen noch nicht seinen inneren Wert verloren.

Mit der Gleichheitsidee und dem Nivellierungsdrang kam geradezu zwangsläufig der Kampf gegen den Herausragenden, wobei es keiner Untersuchung oder gar Erklärung für nötig befunden wurde, weshalb denn der eine herausragte und der andere im Mittelmaß blieb. Das Wort „Elite" wurde zum Schimpfwort, zum Inbegriff alles Verwerflichen, obwohl längst niemand mehr an eine „Elite der Geburt" dachte. „Es ist schlicht ein Denkfehler, man könne alle Ungleichheiten, die durch Intelligenz, Energie, Konsumverzicht, Fleiß usw. entstanden sind, einebnen und dennoch der Gleichschaltung, Nivellierung, Standardisierung, Uniformierung, kurz: der Unfreiheit entkommen" (GÜNTHER DÜRIG in einem Kurzkommentar zum Grundgesetz). Wie sehr das „Recht auf Ungleichheit" (SCHOECK) für manche zum Ärgernis wird, zeigt eine Schrift des Gewerkschaftsfunktionärs Dr. HENSCHE „Wider die Irrlehre von der Elite", in der es heißt: Es sei „lediglich das Interesse der Unternehmer, die deutliche Lebensunterschiede erhalten wollen".

Die „Apostel der Gleichheit" denken als Beispiel für die angebliche Irrationalität unserer Leistungsbewertung mit Vorliebe sofort an die Ärzte. So begründete der damalige Bundeswissenschaftsminister KLAUS VON DOHNANYI 1974 seine eigene Verwendung des Begriffs der „sozialen Klasse", indem er auf die unterschiedlichen Verdienstmöglichkeiten einer tüchtigen Hebamme und eines tüchtigen Chefchirurgen hinwies. Niemand wird die Leistung einer Hebamme gering schätzen, aber wer über Verdienstmöglichkeiten redet, sollte berücksichtigen, welche Voraussetzungen für Vorbereitung und Ausübung des Berufs einer Hebamme und eines Chefchirurgen bestehen.

Es gehört zum Klischee, den Chirurgen als die Personifikation des Ausbeuters darzustellen. Die Titelseite einer Illustrierten stellte eine Operationsszene dar, bei der unter der Überschrift „Beutelschneider" die Operateure aus dem Bauch eines Patienten Geldscheine herausholen. Der zuständige Generalstaatsanwalt sah darin keine Verleumdung eines ganzen Berufsstandes, sondern lediglich eine „zeitgenössische Satire" — welche Entwürdigung der deutschen Ärzteschaft, die ungestraft hingenommen werden muß!

Die Frage, weshalb etwas dem Arzt und speziell dem Chirurgen nicht zugestanden wird, was bei einem Filmstar oder Schlagersänger keinen Anstoß zu erregen scheint, kann überzeugend nur damit beantwortet werden, daß beim Chirurgen eine Tätigkeit bewertet wird, die nicht ohne weiteres „nachvollzogen" werden kann und deshalb einen Urinstinkt weckt, nämlich den Neid. Zu diesem „am sorgfältigsten geheimgehaltenen Motiv des Menschen" hat sich H. SCHOECK wiederholt geäußert. Er sei deshalb — sagt er — „so gefährlich, so oft verkannt, wird so leicht verdrängt oder unterschätzt". Der unerbitterliche Kampf gegen Leistung und ihre finanzielle Abgeltung, der verbissene Streit für Nivellierung und Einebnung zeigt immer deutlichere Erfolge. Man braucht nicht mehr von Sozialisierung zu sprechen. Der darauf hinauslaufende Effekt wird jetzt von jenen erreicht, die das Gegenteil auf ihre Fahnen geschrieben haben.

Die wirtschaftliche Lage des *niedergelassenen Chirurgen* wurde bereits kurz dargestellt. Das erschreckendste Ergebnis ist für mich die Tatsache, daß der Chirurg dann, wenn er seinem Berufsziel entsprechend die operative Chirurgie in den Mittelpunkt seiner Arbeit stellt, in vielen Fällen davon nicht leben kann. Die seit Jahren ständig freiwillig zugestandenen Einkommensenkungen oder gar „Nullrunden" tun ein Übriges. Die Gebührenordnung bewertet gerade die ambulant durchführbaren operativen Leistungen zu gering und die Zuschläge nach Nr. 100–102

134

sind vielfach zu niedrig. Er muß also versuchen, D-Arzt zu werden. Aber auch da sinken die Einkünfte trotz hoher Investitionskosten, zumal in den Großstädten, laufend. Grund dafür ist auch die Anpassung an die neue *Amtliche Gebührenordnung GOÄ '82.*

Sie trifft besonders die *liquidationsberechtigten Krankenhauschirurgen.* Die neue Bundesregierung hat sie von ihrer Vorgängerin übernommen und — dazu noch mit einer beträchtlichen Verschlechterung bezüglich der sog. Abdingung — in Kraft gesetzt. Diese GOÄ '82 kommt in ihrer inneren Unausgewogenheit, in ihrer Benachteiligung der schweren und besonders verantwortlichen operativen Leistungen, in ihren vielen Lücken und in ihrer bewußten Verletzung der beschworenen Kostenneutralität, besonders für die operativen Fächer, einer Zumutung gleich.

Zusätzlich zu all diesen Mängeln hat sie zwei gravierende Fehler, eine *Vertragsgebührenordnung,* also eine auf die Besonderheiten von Vertragspartnern abgestellte Vereinbarung, ist einfach zu einer für *alle* gültigen amtlichen Gebührenordnung erklärt worden, obwohl hier natürlich vieles gar nicht stimmen *kann.* Der zweite Fehler ist der Verbleib des in der Vertragsgebührenordnung enthaltenen Grundsatzes, wonach die sog. *„Praxiskosten" im ärztlichen Honorar enthalten* sind. So lange die Gebührenordnung so unzureichende Äquivalente für ärztliche Leistungen bietet, machen schon die gesamten Betriebskosten in einem operativen Fach einen beträchtlichen Teil des Honorars aus. Wenn aber in diese Praxiskosten auch Einrichtung, Ausstattung und Unterhaltung ganzer Operationseinrichtungen einbezogen werden, dann ist das unvertretbar, weil die Kosten das Honorar teilweise sogar übersteigen. Gänzlich unsinnig ist es aber, wenn die Einbeziehung der sog. „Praxiskosten" *auch für die stationären Krankenhausleistungen* gelten soll. Das kann niemals jemand ernstlich gemeint haben, wird nun aber einfach statuiert.

Es war deshalb für uns eine Selbstverständlichkeit, daß wir Chirurgen den dafür vorgesehenen Weg einer *Verfassungsbeschwerde* gehen mußten. Ein niedergelassener Chirurg und ein Krankenhauschirurg vertraten für die Gesamtheit der Chirurgen diese Klage vor dem Bundesverfassungsgericht. Um so erschreckender war es, daß das Bundesverfassungsgericht mit Beschluß vom 12. 12. 1984, der uns im März 1985 zugegangen ist, sämtliche gegen die GOÄ '82 erhobenen Verfassungsbeschwerden *zurückgewiesen* hat. Die von uns bezweifelte Gesetzgebungskompetenz des Bundes ergibt sich nach Meinung des Verfassungsgerichts unter dem Gesichtspunkt „Recht der Wirtschaft" daraus, daß es sich um „Preisrecht" handele. Bezüglich der aus chirurgischer Sicht wichtigeren Argumente gegen diese GOÄ, ein Teil ihrer Vorschriften verstoße gegen Grundrechtsbestimmungen und ein Teil der Gebührensätze sei nicht angemessen, erklärte das Gericht, darin müsse *zuerst der Rechtsweg erschöpft werden.*

Diese Entscheidung ist nicht anfechtbar, aber tief enttäuschend. Die Verweisung auf den Rechtsweg bedeutet, daß zunächst über einzelne Gebührenfragen der gesamte Rechtsweg bis zur letzten Instanz durchschritten werden muß, bevor das Verfassungsgericht wieder angesprochen werden darf. Gerade auf die Tatsache, daß auf diesem Wege ein effektiver Rechtsschutz nicht möglich sei, hatte die Begründung unserer Verfassungsbeschwerde bereits Bezug genommen. Es muß nun geprüft werden, ob dieser mühselige Weg, den das Verfassungsgericht vorschreibt, beschritten werden soll.

Die sich aus der Zurückweisung durch das Bundesverfassungsgericht ergebenden *Konsequenzen für den einzelnen Krankenhausarzt* sind beträchtlich. Das Stichwort *„Honorarminderung und Kostenerstattung im stationären Bereich aufgrund der ‚Harmonisierungsnovelle'"* möge an dieser Stelle genügen. Es sind nun Verhältnisse eingetreten, die nicht nur das Einkommen der Krankenhausärzte z.T. beträchtlich reduzieren, sondern auch Einfluß auf Chefarztverträge nehmen werden. Jetzt gilt mehr denn je, daß der einzelne hilflos ist und die Rückendeckung durch die Gesamtheit benötigt. Auch hier erweist sich der Berufsverband als unentbehrlich.

Ausblick

Der Chirurg befindet sich in einer der kritischsten Phasen seiner Geschichte. In deren wechselvollem Verlauf nähert er sich einem Punkt, in dem sich die Waagschale ebenso zur negativen Seite wenden kann wie zur positiven. Mitten in einem Vorwärtsstürmen ohnegleichen, in einer nie zuvor gekannten Ausdehnung operativer Möglichkeiten und glänzender Erfolge stellen sich ihm Barrieren entgegen, die der chirurgischen Arbeit stets immanent waren, sich aber nun verstärken (Grenzen zwischen Können und dessen Durchsetzbarkeit), zum anderen mit wachsender Verantwortungslast neu aufgerichtet werden (moralische, juristische, finanzielle Zwänge).

Fassen wir kurz zusammen: Die Nivellierung des Schulsystems führte zu einer ungenügenden Allgemeinbildung und häufig mangelhaften Vorbereitung auf die Universität. Schlagworte wie „Bildungskatastrophe" oder „Recht auf Bildung" begünstigten die Öffnung aller Schleusen. Dadurch wurden viele, auch ungeeignete, junge Menschen auf die Universität gedrängt. Wenn 1972 89,7% der Schüler vor der Reifeprüfung angaben, den Weg in die Universität einschlagen zu wollen, mußte dies zwangsläufig zu Niveausenkung und Ansehensverlust der Hochschulen führen. Ein massiver Widerstand der Hochschullehrer blieb aus. Wirksame und strenge Eignungsprüfungen vor der Zulassung zum Studium wurden nicht einmal erwogen. Obwohl die Folgen übersehbar waren, entstand eine hoffnungslose Überfüllung der Hochschulen. Die sittlichen Grundwerte wurden weitgehend ausgehöhlt, die Universitäten verloren viele ihrer tragenden Elemente. Das Medizinstudium entartete, der Student war nach den Examen zur Ausübung des ärztlichen Berufes unfähig. Um selbständig ärztlich tätig sein zu können, benötigt der junge

Mediziner eine längere systematische klinische Tätigkeit. Gleichzeitig nähert sich das, was man bei uns „Gesundheitswesen" (besser wohl „Krankenversorgung") nennt, wegen seiner Systemfehler und infolge einer am Problem vorbeiirrenden Kostendämpfungspolitik in den 70er und ersten 80er Jahren, aber auch dank einer rapiden Weiterentwicklung der medizinischen Wissenschaft, der Unbezahlbarkeit.

Dieses Gesundheitswesen durch ein nahezu ausschließliches Einnahme-Ausgabe-Verfahren sanieren zu wollen, führt zu Restriktionsideen (Veränderung des Vergütungssystems, damit keine Anreize für zusätzliche Leistungen (in einem akademischen Beruf!) entstünden, Fallpauschale zur Ablösung der im Kampf gegen die Massenabfertigung einst heiß erkämpften Einzelleistungshonorierung, Beschränkung der Niederlassungsfreiheit, Einführung einer Altersgrenze), die einem Ende des freiesten Berufes, des niedergelassenen Arztes, gleichkommt. Die Kassenärzteschaft, die seit Jahren durch freiwillige Honorarbeschränkung ihren wesentlichen Teil zur Kostenminderung beigetragen hat und sich nun sogar bereit findet, ihr Honorar der Grundlohnsumme anzupassen, fordert vom Staat als Äquivalent dringend, aber bisher vergeblich, durchgreifende Qualifikationsmaßnahmen, um zu den Tausenden unzureichend herangebildeter nicht weitere Tausende überflüssiger Jungärzte kommen zu lassen. Besondere Hilflosigkeit zeigt sich auch gegenüber dem permanenten Kostenanstieg im Krankenhaus. Daß mehr als 70% Personalkosten sind und daß manches Krankenhaus eine antiquierte Betriebsführung hat, gerät in Vergessenheit. Schuld wird vielmehr der „Gigantomanie" der Medizin gegeben, Fortschritt soll zum Nulltarif zu haben sein. Gleichzeitig verschlechtert sich die wirtschaftliche Situation des Chirurgen rapide. Kein anderer Beruf würde das hinnehmen, was man dem Arzt zuzumuten wagt. Die GOÄ '82 mit ihren Folgen ist eine Herausforderung. Das Bundesverfassungsgericht hat dennoch die Verfassungsbeschwerden zurückgewiesen. Es fällt schwer, dem höchsten Gericht gegenüber von einer Urteilsschelte abzusehen, wenn es bezüglich der Unbrauchbarkeit der GOÄ einer Entscheidung ausgewichen ist und auf den jahrelang dauernden Rechtsweg in jedem Einzelfall der unzählbaren Mängel verwiesen hat.

Im engsten Zusammenhang mit der Abwertung der äußeren Position des Arztes — und auch hier wieder speziell des Chirurgen (ein Synonym für den Arzt ist in der bildlichen Darstellung der Presse meist eine Operationsszene) — steht der drohende Einbruch in die moralische Substanz. Fundament aller chirurgischen Arbeit ist Selbstverleugnung,

Opfer und Dienst. Sie kann nicht gedeihen in einer Atmosphäre kalter Routine und herzloser Gleichgültigkeit. Hier stehen Arzttum und Job unerbittlich gegenüber. Hier liegt die größte Zukunftsgefahr.

Aber gleichzeitig auch die Markierung für einen neuen Anfang. Er kann sich nur von innen her aufbauen und nur gelingen, wenn anstelle weit verbreiteter Resignation nach so vielen Rückschlägen auf breiter Front eine Regeneration beginnt. So vermessen das in dieser Situation klingt, es ist nicht unberechtigt, *Zukunftshoffnungen* zu hegen und sie in den Mittelpunkt allen chirurgischen Handelns zu stellen.

Die Vermassung erzwingt einen *Ausleseprozeß*. Zwar hätte man sich gewünscht, daß der bevorstehende Kampf um den Neubeginn und die Existenzsicherung mit weniger harten Mitteln zu führen wäre. Aber die Überfüllung erfordert unausweichlich einen Wettbewerb der Leistung. Das ist zwar für manche etwas ganz Neues, aber es ist unumgänglich und stößt auch auf beginnende Zustimmung gerade der jungen Leute. Daß mit Leistung nicht die schulgemäße Wiedergabe eingelernter Aufgaben gemeint ist, sondern die aus Wissen, beginnendem Können und zunehmender Erfahrung ebenso wie aus innerer Beteiligung und Zuwendung entwickelte Erreichung eines selbstgesteckten Zieles, auch das wird jungen Menschen immer mehr klar. Spätestens hier beginnt die Renaissance der Universitäten in der *Übernahme intensivster Lehrverpflichtungen durch die Hochschullehrer selbst*. Noch immer steht die Lehre an erster Stelle in der Trias der Aufgaben. Sie können und dürfen sie nur in einem begrenzten Teil delegieren. Sie sind die Vertreter des Fachs Chirurgie und sie persönlich sind dazu aufgerufen.

Alle diese Neuorientierungen werden sich nur langsam entwickeln. Zu sehr ist es für manche junge Menschen noch eine Selbstverständlichkeit, vieles Erstrebenswerte auch ohne besondere eigene Anstrengung zu erreichen. Zu sehr ist auch die akademische Jugend noch im Schuldenken befangen, nur das wissen zu müssen, was ihnen vorgebetet worden war. Aber je strenger die Anforderungen, je größer allmählich die Zahl der mehr und Besseres Leistenden, um so schneller der Erfolg. Deswegen muß dieser Prozeß auch in Gang gesetzt werden, bevor arbeitsrechtliche Argumente den Leistungunwilligen begünstigen, obwohl sie den Tüchtigen schützen sollen.

Dennoch wird es diese Jugend schwer haben. Sie muß nicht nur ihre Lebensgewohnheiten umstellen, sondern auch ein eigenes Selbstbildungsverfahren entwickeln. Hier setzt die neue, stark belastende Aufgabe der älteren Generation ein. Sie muß Hilfestellung leisten, Anregungen geben, ständige Ansprechstation sein. Die Aufgabe der Zukunft ist im wahren Sinne eine Generationenaufgabe. Die Weiterbildung muß in ihrem umfassenden Auftrag neu erkannt und verwirklicht werden, ein Zusammenwirken aller Kräfte zweier Alters- und Erfahrungsstufen, immer stärker ein Miteinander als ein Nebeneinander. Viele z.T. ungenutzte Talente sind gefragt. Die *Weiterbildungsakademie* stellt ihnen schwere Aufgaben. Die Facharztprüfung am Ende offenbart, was genutzt wurde. Es ist mehr guter Wille da als viele meinen! Die Akademie wird dann eine unerläßliche Wegbereiterin werden, wenn sie nicht zum Selbstzweck degeneriert. Sie ist als wesentliches Hilfsmittel für beide Partner gedacht, wobei der Erfahrenere der unablässig Vorwärtstreibende zu sein hat. Eine entscheidende Bedeutung kommt der *Spezialisierung* zu. Ohne Spezialisierung kein Fortschritt. Jeder Kranke muß im Bedarfsfall in den Genuß spezialisierter Behandlung kommen können. Das erfordert systematische Spezialisierungsforschung und eine ausgewogene Verteilung der zur Verfügung stehenden Spezialisten und ihrer Abteilungen. Dabei darf der Spezialist seine Verpflichtung zur Integration nicht vernachlässigen oder gar vergessen. Wenn der kranke Mensch mehr ist als ein funktionsgestörtes Organ, so muß der Chirurg mehr sein als Organspezialist. Von überall schallt der besonders schwer realisierbare Ruf nach einer Wiederbelebung des „Generalisten". Verbunden müssen alle sein durch wieder zum Leben erweckte aktive *Qualitätssicherungsmaßnahmen*. Damit stellen sich zukunftsentscheidende Aufgaben. Da wir Chirurgen ihre Bedeutung weit vor allen anderen erkannt haben und da wir auch am nachhaltigsten betroffen sind, dürfen wir unsere eigene Schöpfung nicht versanden lassen. Die Gefahr lethargischer Resignation ist hierbei besonders groß. Die Aufgabenfülle droht auch den leistungsfähigsten leitenden Arzt, dem immer mehr von dem aufgebürdet wird, von dem andere entlastet werden, über den Kopf zu wachsen. In dieser Funktion der Nachwuchsschulung und der eigenen Leistungsüberprüfung liegen aber Zukunftsaufgaben von größter Bedeutung, zu denen eine Neubelebung des Schwungs gehört, die schon einmal eine Generation zum Wiederaufbau nach vollständiger Zerstörung beflügelte. Obwohl diesmal die Häuser stehen — schöner vielfach als vorher — und obwohl die Einrichtung und Ausstattung oft höchsten Ansprüchen genügt, erfordert der innere Zustand hier und da eine totale Neuausrichtung — eine kaum geringere Aufgabe als der äußere Wiederaufbau. Jungen Medizinern eine Vorstellung vom *Leistungsglück* zu vermitteln, kann nur gelingen, wenn sie ihren Heilauftrag begreifen lernen. Auch dafür gibt es gute Ansätze. Retardierende Elemente brauchen sie nicht mehr mitzuschleppen, sondern müssen sich so früh wie möglich von ihnen trennen, bevor arbeitsrechtliche Bremsen wirken, die für ganz andere Fälle gedacht sind.

Für die Bewältigung solcher Aufgaben ist allerdings eine grundlegend andere Einstellung des Staates nötig als sie beispielsweise der frühere Bundeskanzler SCHMIDT vertreten hat. Nicht die Kapitulation vor einem den sittlichen Aufgaben zuwiderlaufenden Zeitgeist ist Aufgabe einer Regierung, sondern im Gegenteil die Sicherung der Grundwerte gegen destruierende Strömungen, die Stärkung der moralischen Grundlagen des Gemeinwesens. Deswegen kann dem nicht zugestimmt werden, was SCHMIDT vor der Katholischen Akademie in Hamburg gesagt hat: „Wenn bestimmte ethische Auffassungen in der Gesellschaft nicht mehr vorhanden sind, dann verliert das Recht seine demokratische Legitimation. Der Staat kann ein nicht mehr vorhandenes Ethos nicht zurückholen, und er kann ein nicht mehr vom Konsens der Gesellschaft getragenes Ethos nicht durch Rechtsnormen für verbindlich erklären".

Aus dem Charakter der Veranstaltung, in der das gesagt wurde, ergibt sich, daß die vom damaligen amtierenden Bundeskanzler als „nicht mehr vorhanden" bzw. als „nicht mehr vom Konsens der Gesellschaft getragen" apostrophierten ethischen Auffassungen das moralische Fundament jedes gesunden Staates sind. Wenn sie jedoch vom maßgeblichen Regierungschef selbst abgeschrieben werden, dann braucht ihr Verfall niemanden zu wundern. Es bedarf jedoch keiner Prophetie zu behaupten, daß auch heute noch die Mehrheit des deutschen Volkes bei ernsthafter Befragung diesen Grundwerten, die hier gemeint sind, den Vorrang geben würde vor Zügellosigkeit und Selbstsucht. Gerade die — in manchem noch etwas diffuse — Einstellung mancher junger Menschen zu sittlichen Anforderungen an sich selbst muß gefestigt und die moralische Grundlage für den ärztlichen Beruf werden. Es bedarf — wie so oft — eines intensiven Anstoßes und einer konsequenten Durchsetzung. Ohne sie kann der Chirurg der Zukunft nicht den Halt erwerben, der dazu gehört, seinen Kranken die erforderliche Sicherheit zu geben und im Hinblick auf die Konsequenzen die Frage zu entscheiden: „Was kann ich und was darf ich?" Die immer engere Eingrenzung kann nur der Chirurg bestehen, der auf gesichertem Fundament stehend die moralischen und rechtlichen Folgen abwägen kann. Ohne diese Absicherung ist er ein Rohr im Wind.

Ohne einen festen Stand wird er auch den Kampf um die Erhaltung von Substanz und Einheit der Chirurgie sowie gegen Herabwürdigung und

Verleumdung in der Öffentlichkeit nicht durchhalten können, der ihm immer stärker aufgezwungen wird. Nur wer ihn aufnimmt und besteht, wird die Chirurgie vor Schaden bewahren. Der Chirurg hat damit ein Terrain betreten, das ihm jahrzehntelang unbekannt war: den *Beruf des Chirurgen*, dessen Bewältigung eine gleichrangige wissenschaftliche Aufgabe ist wie die Chirurgie selbst. Die extreme Ausweitung von Mitgliederzahl, Aufgabenumfang und Gewicht des Berufsverbandes der Deutschen Chirurgen, der größten berufsständischen Chirurgenvereinigung Europas, verdeutlicht die Bedeutung der von uns definierten *Wissenschaft vom Beruf des Chirurgen*. Hier liegt ein Aufgabenfeld für ausnahmslos alle Chirurgen, von dem manche noch immer nicht die rechte Vorstellung haben, obwohl ihre eigene berufliche Existenz damit zusammenhängt.

Zwischen Superspezialisierung und der auch die Chirurgie immer mehr beherrschenden Hochleistungstechnik einerseits und dem Gebot der Integrierung und Erhaltung der Chirurgie andererseits steht der Chirurg in einem Spannungsfeld von großer Brisanz. Die Welt der Mikroprozessoren, auch in ihrer Auswirkung als Operationsroboter, wird Einzug in die Chirurgie halten. Die Datenerfassung wird eine ständig verfeinerte Diagnostik bewirken. Genauere Werte werden eine präzisere Indikationsstellung und Risikoabwägung ermöglichen. Manches bisher als schicksalshaft Angesehene wird sich auf diese Weise erhellen und zu einer kalkulierbaren Größe werden. So wird das Raster enger, in das einzelne Symptome hineinpassen und die Verfeinerung der Erkenntnisse wird eine Verkleinerung der Gefahren bedeuten, ohne daß die enorm gesteigerte Effektivität aus der ärztlichen „Kunst" eine „Bio-Artistik" (BOCK) werden läßt.

Nur wenn der Beruf des Chirurgen in seiner vollen Freiheit in Bindung und Verpflichtung erneuert und gesichert wird, werden auch Ausbildungsforschung, Ausbildungsmethodik und Arbeitseffektivität, vor allem eine systematische Zukunftsplanung, Aufgaben der besten chirurgischen Köpfe werden. Was wir brauchen — und wir haben Grund zur Annahme, daß es uns gelingt — ist Mut, gegen den Zeitgeist zu denken, der mit pseudophilosophischen, unrealistischen und nivellierenden Vorstellungen, mit einem Übermaß an Weltverdrossenheit und Kulturpessimismus unsere chirurgischen Zukunftsaussichten zerstören will. „Was mich betrifft", sagt Jean ROLIN, „so erwarte ich vom Arzt nur eine einzige Tugend, da sie mir alle übrigen zu enthalten scheint. Ich erwarte vom Arzt, daß er sich seine geistige Freiheit bewahre".

Diese Freiheit muß auch dazu dienen, in eine vor uns liegende Zeit vorauszudenken, Zukunftsforschung zu forcieren, da Visionen vielleicht doch eines Tages Wirklichkeit werden können. Die Wissenschaft treibt voran. Der Beruf muß ihr den Weg ebnen.

Unsere Hoffnung ist der wachsende Teil der chirurgischen Jugend, der sich nicht von Negation und Gleichgültigkeit anstecken läßt, der arbeitet und forscht, der für seine Kranken lebt und Opfer bringt. Er ist die Keimzelle der Erneuerung und wartet auf den Optimismus und die Tatkraft der Älteren, die ihm Vorbild sein müssen, Ansporn und Hilfe.

Literaturverzeichnis

Allensbacher Umfrage 1984 bei 508 Hochschullehrern

Allgöwer M (1978) Weiterbildung – Anspruch und Wirklichkeit. In: Heberer G, Feifel G (Hrsg) Unterricht und Weiterbildung in der Chirurgie. Springer, Berlin Heidelberg New York

Allgöwer M (1979) Chirurgen und Orthopäden. Swiss Med I:11

Ambulantes Operieren (1979) Symposion des Hartmannbundes 26./27. 1. 79. Mainz

Amery J (1965) Vom kommenden Ende der Autorität. In: Autorität — was ist das heute? München

Arnold M et al. (1982) Die Ausbildung zum Arzt in der Bundesrepublik Deutschland. Bleicher, Göttingen

Aumiller J (1984) Gedanken zur psychischen Situation von Krebskranken. Die Welt 230

Bahr HE (1981) Du hast keine Chance, aber nütze sie. Die Welt 16

Baumann J (1971) Zu den Worten des Vorsitzenden Mao Tse Tung. Stuttgart

Berenberg-Goßler G v. Vaterland. Nation und Staat in unserer Zeit. Unveröffentlichter Vortrag

Beske G, Rüschmann (1980) Zur Problematik des Bedarfs an Ärzten. Deutscher Ärzteverlag, Köln

Blüm N (1983) Begrüßungsansprache Ortskrankenkassentag

Bochnik HJ (1975) Symposion der Ev. Akademie Tutzing. Zit. in Südd. Zeitg. 24. 7. 1975

Bochnik HJ (1979) Medizin zwischen Sollen und Können. Öster Ärztezeitg 34:18

Bochnik HJ (1984) Bad Nauheimer Gespräche. Zit. in: Ärztezeit 120

Borst HG (1978) Weiterbildung in der Chirurgie im Department-System. In: Heberer G, Feifel G (Hrs) Unterricht und Weiterbildung in der Chirurgie. Springer, Berlin Heidelberg New York

Brendel W (1983) Experimentelle Chirurgie. In: Schreiber HW, Carstensen G (Hrsg.) Chirurgie im Wandel der Zeit 1945–1983. Springer, Berlin Heidelberg New York

Brendel W (1983) Experimentelle Chirurgische Forschung. Langenb Arch Chir 361 (Kongreßbericht 1983) 35 ff.

Brenner G (1984) Die Ärzteschwemme ist da. Dt Ärztebl 15

Brug E, Fritz K (Hrsg.) (1985) Ambulantes Operieren in der Chirurg Dt Ärzteverlag Köln

Buchborn E (1984) Zur Verrechtlichung der Medizin. Med R 4

Bund Freih d Wiss (1983) Empfehlungen zur Novellierung des Hochschulrahmengesetzes.

Camphausen B (1984) Arztstellen, vorerst noch Bedarf in den Kliniken. Ärztezeit 104
Capra F (1983) Wendezeit. Scherz, Bern München Wien
Carstensen G (1983) Chirurg und Recht. In: Schreiber HW, Carstensen G (Hrsg) Chirurgie im Wandel der Zeit 1945–1983. Springer, Berlin Heidelberg New York
Clade H (1983) Auf der Suche nach dem Stein der Weisen. Dt Ärztebl 42

Derra E (1983) Präsidentenrede Dt Chir Kongreß. München

Eßer G (1983) Chirurgie im Wandlungsprozeß. D Chir, Sonderh Inf d Ber-Verb d Dt Chir 8

Flöhl R (1979) Maßlose Medizin. Springer, Berlin Heidelberg New York
Flöhl R (1980) Das entmenschlichte Krankenhaus — eine Anklage. In: Zöckler CE (Hrsg) Vertrauenskrise Krankenhaus. TM-Verlag
Flöhl R (1985) Genforschung — Fluch oder Segen? Interdisziplinäre Stellungnahmen. Schweitzer-Verlag München
Förster F (1984) Kreativität und Phantasie — Bausteine unserer Zunkunft. Friedrichshafener Gespräche v. 29. 6. 84
Förster H (1984) Gibt es Führungskräfte mit 20-Stunden-Woche? Leserzuschrift FAZ 293
Fromm E (1983) Die Furcht vor der Freiheit. Dt Verlagsanst Stuttgart

Geißler H (1978) Ökonomische und sozialpolitische Aspekte der Intensivmedizin. In: Eid V, Frey R (Hrsg) Sterbehilfe oder wie weit reicht die ärztliche Behandlungspflicht? Grünewald, Mainz
Genewein CM (1972) Humanitas im Krankenhaus — aus der Sicht des Seelsorgers. Langenb Arch 332
Genscher HD (1983) Rede vor der Mitgliedervers der Bundesvereinigung der Dt. Arbeitgeberverbände am 13. 12. 83
Goebel A (1983) Wem ist mit solchem Examen gedient? FAZ 202
Gorenflos A (1984) Ist das Medizinstudium zu leicht? Die Welt 183
Gorschenek G (1978) Grundwerte in Staat und Gesellschaft. München
Grillmeyer S (1983) Weniger Betten — kürzere Verweildauer. D Krankenh 6

Haas R (1975) Die Krise unserer Zeit. D Rotarier 3
Hecker WC (1982) Ambulante chirurgische Eingriffe im Kindesalter. Langenb Arch 358
Hempel K (1983) Med Grundsatzreferat in: Op. Medizin im Widerstreit legitimer Interessen. medica 1983. Ber-Verb d Dt Chir 2
Hoffmann H (1979) Ansprache auf dem 10. Krankenhaustag
Hoffmann H (1983) Das Krankenhauswesen in Gegenwart und Zukunft. Arzt u Krankenh 8
Hofmann-Valentin F (1984) Und Krankheit brütet tolle wunderliche Träume. Ärzte Zeit 200
Höhler G (1981) Die Anspruchsgesellschaft. Econ, Düsseldorf Wien
Höhler G (1981) Studenten der achtziger Jahre. Die Welt 225

Illich J (1975) Die Enteignung der Gesundheit. Rowohlt

Jonas H (1984) Das Prinzip der Verantwortung. 5. Aufl Inselverlag Ffm

Keller E (1983) Erfahrungen mit standardisierten Aufklärungsbögen an der Univ.-Frauenklinik Tübingen. Fortbildgs-Veranst. 7. 9. 83
Koslowski L (1984) Präsidentenrede Dt. Chirurgenkongr. München
Kößler H (1983) Die Spezialisierung hat die Bildung getötet. FAZ 277
Kraft P (1983) Zur Wertigkeit der ärztlichen Ausbildung. Dissertation Universität Erlangen

146

Kühnau HJ. Menschlichkeit — eine Forderung der Gegenwart. Unveröffentlichter Vortrag
Küng H (1979) Für eine Medizin der Menschlichkeit. 4. Kongr. der Europ. Ges. f. Radiologie 1979

Laufs A (1984) Die Entwicklung des Arztrechts 1983/84. NJW 14
Leriche R (1954) Philosophie der Chirurgie. Zürich
Lobkowicz N Ansprache aus Anlaß der Verleihung des Bayer. Verdienstordens
Lorenz W Das Marburger Experiment der chirurg. Forschung
Lorenz W Animal protection: a Holy Grail's tournament in front of ransacked planet earth. „Theoretical Surgery"
Lübbe E (1984) Elitebildung in der egalitären Gesellschaft. Bildungspolit Forum des Bundes „Freiheit der Wissenschaft" 29. 5. 84

Mann F, Schräder R (1983) Zur schriftlichen Aufklärung vor medizinischen Eingriffen. D Chir, Sonderh. Ber-Verb d Dt Chir 57
Manstein B (1972) Dein Krankenhaus — Dein Schicksal. München Wien Basel
Marx K (1947) Das Kapital. Bd III. Berlin
Meadows D (1972) Die Grenzen des Wachstums. Stuttgart
Merkle HL (1983) Bildung kommt vor Ausbildung. Hochschulpol. Inf 12
Michaelis E. Von der Not unserer Zeit. Unveröffentlichter Vortrag
Mitscherlich A (1972) Bergedorfer Gespräche 41
Mohl H (1976) Patientensorgen — Patientenwünsche. Veranstaltung des Berufsverb. d. Dt. Chir. während des Dt. Chir. Kongr. 1976. D Chir, Sonderh d Ber-Verb d Dt Chir 7
Mohr H (1983) Wissenschaft in der Krise? FAZ 284
Möller H Oberin (1981) Diskussionsbemerkung. In: Vertrauenskrise Krankenhaus. TM-Verlag, Hameln
Müller HW (1983) Leistungspflicht und Leistungsvermögen. D Chir, Sonderh d Ber-Verb d Dt Chir 2
Müller-Osten K (1965) Bindung und Freiheit. Von der Gegenwärtigkeit des ärztlichen Auftrags. Kassel
Müller-Osten W (1964) Höchstleistung durch Selbstkontrolle. D Chir, Sonderh d Ber-Verb d Dt Chir 1
Müller-Osten W (1964) Wissenschaft. Aufgliederung oder Zerfall der Chirurgie? D Chir, Sonderh d Ber-Verb d Dt Chir 8
Müller-Osten W (1966) Die Chirurgie im Spannungsfeld zwischen Tradition und Fortschritt. Langenb Arch 316
Müller-Osten W (1968) Die Wissenschaft vom Beruf des Chirurgen. Langenb Arch 322:221
Müller-Osten W (1970) Individium und Institution in der beruflichen Existenz. Langenb Arch 327:18
Müller-Osten W (1970) Der Beruf des Chirurgen. Springer, Berlin Heidelberg New York
Müller-Osten W (1971) Chirurgische Zukunftsprobleme. 106. Tagg Verein Nordwestd Chir. D Chir, Sonderh d Ber-Ver d Dt Chir 8
Müller-Osten W (1973) Chirurgie und Gesellschaft. Langenb Arch 334
Müller-Osten W (1973) Bedarfsanalysen und Strukturmodelle in der Chirurgie. D Chir, Sonderh Inf d Ber-Verb d Dt Chir 7
Müller-Osten W (1973) Sicherheit chirurgischer Arbeit. Langenb Arch 345
Müller-Osten W (1975) Das Berufsbild des Chirurgen. Münch Med Wochenschr 117
Müller-Osten W (1976) Die Chirurgie und ihre Teilgebiete. D Chir, Sonderh Ber-Verb d Dt Chir 2
Müller-Osten W (1978) Qualifizierte chirurgische Weiterbildung. Ihre Durchführung und Überprüfung. In: Heber G, Feifel G (Hrsg) Klinischer Unterricht und Weiterbildung in der Chirurgie. Springer, Berlin Heidelberg New York

Müller-Osten W (1981) Grundsatzfragen der Qualitätssicherung. D Pathol Bd 1, Heft 3
Müller-Osten W (1982) Ambulantes Operieren, Sinn und Grenzen für den Chirurgen.
  Anästes Intens Med 23
Müller-Osten W (1983) Operative Medizin im Widerstreit legitimer Interessen. Einführung
  in das Thema. medica 1983, D Chir, Sonderh Ber-Verb d Dt Chir 2
Muschallik H (1984) Bericht zur Lage. Dt Ärztebl 21

Narr H (1984) Zur Behandlung des ideellen Wertes beim Verkauf einer Arztpraxis. Med R 4
Nissen R (1978) Der Chirurg in Publizistik und Publikumsmeinung. In: Fünfzig Jahre
  erlebte Chirurgie. Schattauer, Stuttgart New York
Noelle-Neumann E (1981) Bergedorfer Gespräche 70
Nußbaum B Der Niedergang der Bundesrepublik. The World after oil — the stifting axis of
  power and world

Oevermann U (1972) Bergedorfer Gespräche 41
Ortlieb HD (1981) Wie die Deutschen ihr schönes Wirtschaftswunder verspielen. Die Welt
  26
Ortlieb HD (1983) Warum die Bildungsreform in unserer Bundesrepublik scheitern mußte.
  D Dt Arzt 8
Ost F. Staatsmediziner oder freier Arzt? Unveröffentlichter Vortrag

Peter K, Unertl K, Henrich G, Mai N, Brunner F (1980) Anästhesierisiko. Anästh Int Med 9
Pförringer W (1982) Da schneiden deutsche Ärzte nicht gut ab. Med Trib 38
Philipps P (1984) Jugend zwischen Ablehnung und Mißtrauen. Die Welt 255

Rodegra H 30 Jahre Selbstverwaltung der Hamburger Kassenärzte
Roedelius E (1967) Zur Geschichte der Vereinigung Nordwestdeutscher Chirurgen.
  Mannheim
Rohrmoser G (1981) Krise des Gesundheitswesens — Krise der Gesellschaft. Vortrag 23. 10.
  81
Rössler D (1979) Erwartung an den Geist der Medizin. Arzt u Krankenhs 4
Rössler E (1984) Abschied vom hippokratischen Eid? Festvortr. Europ. Kongr. f. Kardiolo-
  gie Juli 1984
Rühl R (1974) Der Streit um die Menschlichkeit. Stuttgart
Rüther P (1980) Diskussionsbemerkung. In: Zöckler CE (Hrsg) Vertrauenskrise Kranken-
  haus. TM-Verlag, Hameln

Sautter H (1981) Kriterien des Fortschritts. Abschiedsvorl. Hamb Ärztebl 5
Schade G (1982) Ambulante chirurgische Tätigkeit in der chir. Fachpraxis. Langenb Arch
  358
Schaefer H (1979) Plädoyer für eine neue Medizin. München Zürich
Schega W (1977) Präsidentenrede 94. Dt. Chir. Kongr. München
Schega W (1980) Bericht zur Qualitätssicherung. Langenb Arch 352
Schega W (1984) Qualitätssicherung in der Medizin. DMW 109
Schega W (1983) Qualitätssicherung. In: Chirurgie im Wandel der Zeit 1945–1983. Springer,
  Berlin Heidelberg New York
Schelsky H (1975) Die Arbeit tun die anderen. Opladen
Schipperges H (1976) Medizinische Dienste im Wandel. Baden-Baden Brüssel
Schipperges H (1976) Die Medizin in der Welt von morgen. Düsseldorf Wien
Schipperges H (1983) Der Arzt von morgen. Severin & Seidler
Schipperges H (1984) Die Vernunft des Leibes. Graz Wien Köln
Schoeck H (1973) Der Neid und die Gesellschaft. Herder

Schoeck H (1973) Der Neid und die Leistung. Langenb Arch 334
Schoeck H (1983) Der Arzt zwischen Politik und Patient. Wiesbaden
Schreiber HW (1977) Chirurg Perspektiven. Langenb Arch 345
Schreiber HW (1983) Präsidentenrede 100. Dt. Chir. Kongr. München
Schreiber HW, Winkler R (1978) Grundsatzprobleme aus Ärztesicht. 52. Dt Juristentag.
    Hamb Ärztebl 11
Schwan H (1981) Die Lage an Berlins FU. Rhein Merk, Chr u Welt 30
Schwencke K (1984) Das Wandsbeker Chirurgengespräch. D Chir, Sonderh Ber-Verb d Dt
    Chir 2
Schwinge E (1983) Bilanz der Kriegsgeneration. 10. Aufl. Elwert
Siegmund-Schultze G (1984) Die Leitung einer chir. Abt. im Kollegialsystem. D Chir,
    Sonderh Ber-Verb d Dt Chir 12
Siegmund-Schultze G, Andreas M (1985) Beratungshilfen für Chefarztdienstverträge. D
    Chir, Sonderh Ber-Verb d Dt Chir 3
Sigrist J (1981) Der Wandel der Medizin und der Wandel der Arzt-Pat.-Beziehung. In: Jung
    J, Schreiber HW (Hrsg) Arzt und Patient zwischen Therapie und Recht. Stuttgart
Snell Entstehung des Geistes
Spohn K (1981) Präsidentenrede 98. Dt. Chir. Kongr. München

Thielicke H (1978) Mensch sein — Mensch werden. München
Thielicke H (1981) Die Identitätskrise der jungen Generation. Vortrag vor dem Überseeclub
    Hamburg am 10. 12. 81
Thielicke H (1983) Inwendig lernt kein Mensch, sein Innerstes zu erkennen. Die Welt 117
Thielicke H (1983) Chirurgie im Spiegel der Zeit. Langenb Arch 361

Ulsenheimer K (1984) Aktuelle Strafrechtsprobleme im chirurgischen Alltag. Festvortrag
    24. 4. 84. D Chir, Sonderh Ber-Verb d Dt Chir 9
Unertl K, Peter K (1980) Präoperative Befunderhebung und Risikoeinstufung im Rahmen
    der Anästhesievorbereitung. Bayer Ärztebl 4
Ungeheuer E (1983) Chirurgie versus Allgemeinchirurgie. Langenb Arch 361
Ungeheuer E (1983) Gibt es einen Allgemeinchirurgen? Dt Ärztebl 39

Vogel HJ (1981) Bergedorfer Gespräche 70

Wachsmuth W (1978) Über die ärztliche Verantwortung. Vortrag anläßl. der Ehrenpromo-
    tion zum Doktor der Rechte am 10. 11. 1978 in Göttingen
Weichmann H (1982) Festrede 17. Juni 1982 Dt Bundestag
Weißauer W (1981) Verrechtlichung der Medizin — ein Phänomen und seine Konsequen-
    zen. Festvortrag. D Chir, Sonderh Ber-Verb d Dt Chir 11
Weißauer W (1984) Grenzen der Behandlungspflicht nach Suizidversuch. D Chir, Sonderh
    Ber-Verb d Dt Chir 12
Weißauer W (1984) Zur Problematik der ärztlichen Aufklärungspflicht, Arzt im Krhaus 3
Willmen H (1984) Untersuchungen zur Stufenaufklärung nach Weißauer bei Hysterekto-
    mien. Diss. Univ.-Frauenklinik Essen
Wirzbach H (1984) Petitum an die Bonner Adresse. Dt Ärztebl 25/26
Wolff HP (1983) Hat die Medizin versagt? VII. Interdisc. Forum f. ärztl. Fortbild.

Zahrnt H (1980) Vertrauenskrise aus der Sicht des Theologen. In: Zöckler CE (Hrsg)
    Vertrauenskrise Krankenhaus. TM-Verlag, Hameln
Zöckler CE (1980) Vertrauenskrise Krankenhaus. TM-Verlag, Hameln
Zöller M (1983) Ist der Sozialstaat noch zu retten? Berufsverband der Pharmazeutischen
    Industrie, Pharma-Dialog 80

Stichwortverzeichnis